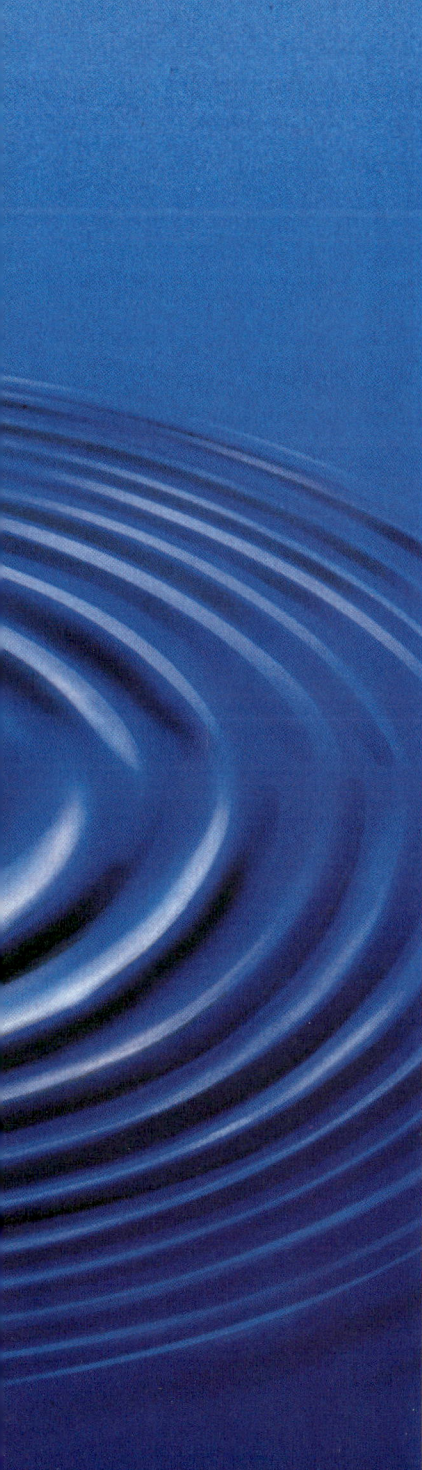

Hilfe aus

der Natur

*D*ie Homöopathie ist eine ausge-
zeichnete Hilfe bei der Behandlung
von Frauenbeschwerden; diese Natur-
heilmethode regt die Selbstheilungskräfte auf natürliche Weise an, so daß
weitere Medikamente in der Regel
nicht nötig sind.

In diesem Ratgeber stelle ich häufige
Frauenbeschwerden vor, wie sie von
der Pubertät bis zu den Wechseljahren
auftreten, und die homöopathischen
Arzneien, die zur Selbstbehandlung
dieser Beschwerden geeignet sind.
Detaillierte Wegweiser führen Sie von
Ihrer Beschwerde zu dem für Sie
passenden Mittel.

Wenn Sie sich an meine Angaben zu
Anwendung und Dosierung halten,
wirken homöopathische Mittel auch
bei Ihnen sanft und zuverlässig.

Dr. med. Avril Schneider

INHALT

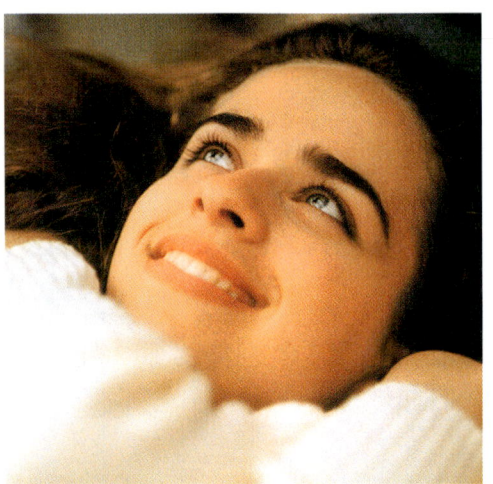

INFORMATION

Homöopathie, die sanfte Hilfe 4
Was ist Homöopathie? 5
Wie wirkt Homöopathie? 5
Die Balance wiederfinden 6
Das Arzneimittelbild 6
Herstellung des homöopathischen
Mittels 7
Die »Potenzen« 7
Homöopathika für die
Selbstbehandlung 8
Konstitutionsmittel 8
Nosoden 8
So finden Sie zum richtigen Mittel ... 9
Dosierung 10
Anwendung 11

BESCHWERDEN

Häufige Frauenbeschwerden 12
Der monatliche Zyklus 13
Ein komplizierter Regelkreis 13
Die wichtige Rolle der Seele im
monatlichen Zyklus 14

Prämenstruelles Syndrom (PMS) –
Beschwerdebild 15
Zyklusbedingte Brustbeschwerden –
Beschwerdebild 17
Periodenstörungen –
Beschwerdebild 18
Zu starke Periode –
Beschwerdebild 19
Zwischenblutungen –
Beschwerdebild 20
Zu schwache Periode, Ausbleiben
der Periode – Beschwerdebild 20
Periodenschmerzen (Dysmenorrhoe) –
Beschwerdebild 22
Primäre und Sekundäre
Dysmenorrhoe – Beschwerdebild 22
Herpes, Ausschlag –
Beschwerdebild 25
Juckreiz – Beschwerdebild 26
Ausfluß (Fluor vaginalis) –
Beschwerdebild 27
Normaler Ausfluß........................... 28
Geschlechtskrankheiten 29
Prämenstruelles Syndrom (PMS) –
Wegweiser zum Mittel..................... 30
Zyklusbedingte Brustbeschwerden –
Wegweiser zum Mittel.....................32
Zu häufige Periode –
Wegweiser zum Mittel 32

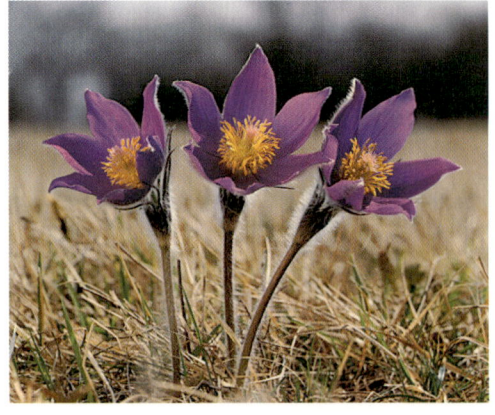

INHALT

Regelmäßige zu starke / zu schwache Periode – Wegweiser zum Mittel 34
Zu seltene Periode –
Wegweiser zum Mittel 35
Zwischenblutung –
Wegweiser zum Mittel 36
Ausbleiben der Periode –
Wegweiser zum Mittel 36
Periodenschmerzen (Dysmenorrhoe) –
Wegweiser zum Mittel 37
Herpes genitalis, Ausschlag,
Juckreiz – Wegweiser zum Mittel ... 39
Ausfluß (Fluor vaginalis) –
Wegweiser zum Mittel 40

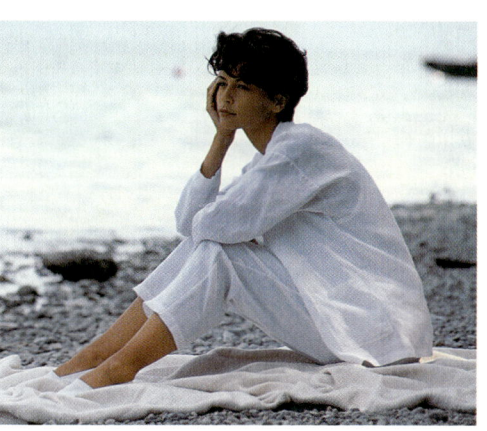

BEHANDLUNG

Die Mittel von A bis Z 42
Acidum nitricum 43
Apis mellifica 44
Argentum nitricum 45
Arsenicum album 45
Aurum metallicum .....:.................. 47
Borax 48
Bryonia 49
Calcium carbonicum 50
Calcium fluoratum 51
Causticum 51
Chamomilla 52
Cimicifuga 54
Cocculus 55
Coffea 56
Erigeron 56
Graphites 57
Hamamelis virginica 58
Hepar sulfuris 58
Ignatia 59
Kalium bichromicum 60
Kalium carbonicum 61
Kreosotum 62
Lac caninum 63
Lachesis 63
Lilium tigrinum 65

Lycopodium 66
Magnesium phosphoricum 67
Millefolium 68
Natrium muriaticum 68
Nux vomica 70
Phosphor 72
Platinum 74
Pulsatilla 75
Rhus toxicodendron 77
Sabina 78
Sanicula 78
Senecio aureus 79
Sepia 80
Silicea 83
Staphisagria 84
Sulfur 85
Thuja 87
Ustilago maydis 88
Veratrum album 89
Viburnum opulus 90
Medorrhinum-Nosode 90

ZUM NACHSCHLAGEN

Kleines Lexikon der Fachbegriffe 92
Adressen, die weiterhelfen 93
Bücher, die weiterhelfen 94
Register 94

Homöo-

pathie, die

sanfte Hilfe

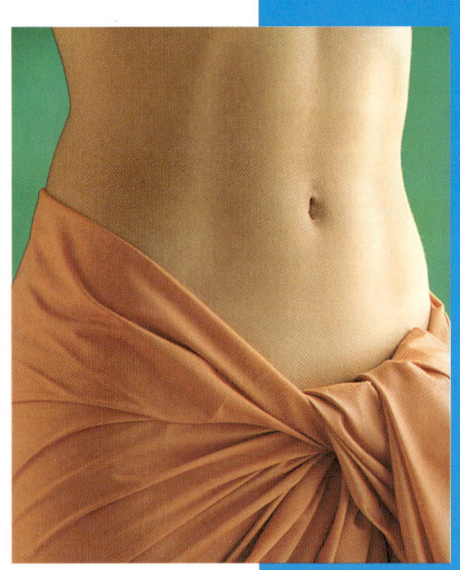

Wie kaum eine andere Heilmethode hat sich die Homöopathie seit ihrer Entdeckung vor etwa 200 Jahren auf der ganzen Welt durchgesetzt. Ihr Erfolg besteht darin, daß sie den Menschen in seiner Gesamtheit behandelt – als ein energetisches Wesen, das aus Körper, Geist und Seele besteht. Heilung tritt dann ein, wenn alle Aspekte gleichermaßen berücksichtigt werden, so daß der Körper seine Selbstheilungskräfte freisetzt und zur Harmonie zurückfindet.

Was ist Homöopathie?

Das Prinzip der Homöopathie wurde vor etwa 200 Jahren von dem Arzt Samuel Hahnemann (1755 bis 1843) entdeckt. In zahlreichen Selbstversuchen fand er heraus, daß Substanzen, aus Mineralien, Pflanzen und Tieren gewonnen und in bestimmter Weise aufbereitet (Seite 7), beim gesunden Menschen bestimmte Krankheitssymptome hervorrufen. Bei einem kranken Menschen, der an eben diesen Symptomen leidet, regen dieselben Substanzen die Selbstheilungskräfte des Körpers gezielt an, so daß die Symptome gelindert werden und schließlich verschwinden. Damit hatte Hahnemann das Simile-(Ähnlichkeits-)Prinzip entdeckt, wonach Ähnliches durch Ähnliches geheilt wird, während in der Schulmedizin das allopathische Prinzip gilt, nach dem eine Krankheit mit dem entsprechenden »Gegenmittel« behandelt wird.
Seit Hahnemanns revolutionärer Entdeckung sind unzählige neue Mittel hinzugekommen. Mittlerweile hat sich die Homöopathie als Alternative oder Ergänzung zur Schulmedizin weltweit einen Namen gemacht.

Das Wort »Homöopathie« kommt aus dem Griechischen – »homoion« bedeutet »ähnlich« und »pathos« heißt »Leiden«.

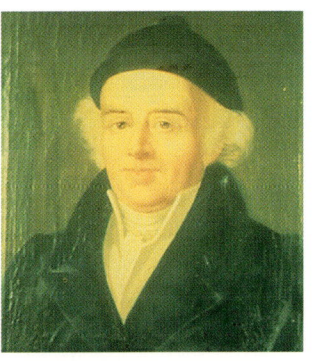

Wie wirkt Homöopathie?
In der Homöopathie geht man davon aus, daß Körper, Seele und Geist eine Einheit bilden, indem jeder dieser »Bereiche« in einem energetischen Kreislauf untrennbar mit dem anderen verbunden ist.
Ebenso glaubt der Homöopath, daß der Körper der »grobstoffliche« (sichtbare) Ausdruck der »feinstofflichen« (unsichtbaren) Bereiche Seele und Geist ist. Befinden sich die drei Bereiche im Gleichgewicht, sind wir gesund – ein Zustand, der mit Wohlbefinden verbunden ist. Ist die Balance im Energiekreislauf dagegen gestört, fühlen wir uns unwohl – wir merken, daß irgend etwas nicht stimmt.
Ein Ungleichgewicht kann sich auf der seelisch-geistigen, aber auch auf der körperlichen Ebene ausdrücken. So verändert sich etwa die Stimmungslage – man ist gereizt, traurig oder kann sich nur schwer konzentrieren, oder der Rhythmus des Monatszyklus gerät durcheinander: Die Blutung dauert zu lange, ist zu stark oder zu schwach oder mit Schmerzen verbunden.

»Simila similibus curentur« – Ähnliches möge durch Ähnliches geheilt werden – nach diesem Prinzip behandelte Samuel Hahnemann (oben).

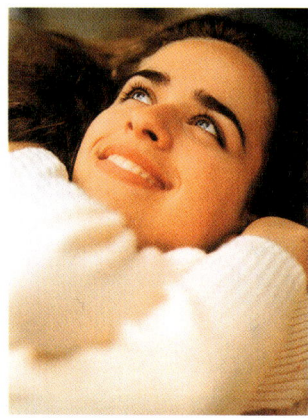

»Ganzheitliches« Wohlbefinden ist das Ziel einer homöopathischen Behandlung.

Ausdruck eines gestörten Gleichgewichts kann auch ein geschwächtes Immunsystem sein: Die Anfälligkeit für Krankheiten wächst und wir sind ständig krank.

Die Balance wiederfinden

Die Homöopathie setzt im Gegensatz zur Schulmedizin nicht auf der körperlichen, sondern auf der seelisch-geistigen Ebene an, das heißt, sie geht davon aus, daß Krankheit und Schmerz nichts anderes sind als ein sichtbares Signal der »feinstofflichen« Bereiche Seele und Geist, den gestörten Energiefluß wieder in Ordnung zu bringen. Dabei ist es auch nicht zufällig, welche Beschwerden oder Krankheiten wir bekommen – nach homöopathischer Auffassung sind Krankheiten Spiegel unseres seelisch-geistigen Ungleichgewichts. So kann sich etwa eine Unterkühlung bei dem einen als Schnupfen, beim anderen als Eierstockentzündung äußern.

Indem die homöopathischen Mittel »feinstofflich« auf Seele und Geist einwirken und die gestörte Balance auf diesen Ebenen wieder ins Gleichgewicht bringen, werden zugleich die Symptome auf der körperlichen Ebene positiv beeinflußt – bis sie schließlich verschwinden. Die Krankheit hat ihre Aufgabe erfüllt, und das energetische Gleichgewicht ist wieder hergestellt. Dabei müssen wir nicht notwendigerweise verstehen, warum wir gerade diese Beschwerden bekommen haben – die homöopathische Arznei wirkt energetisch über die Seele auf einer so subtilen Ebene, daß wir sie mit dem Verstand nicht erreichen können.

Das Arzneimittelbild

Körperliche Symptome, seelische Symptome, geistige Verfassung

Die besonderen Wirkungen einer homöopathischen Arznei werden als »Arzneimittelbild« bezeichnet. Es umfaßt sowohl die körperlichen Symptome einer Krankheit als auch die seelische und geistige Verfassung des Patienten zum Zeitpunkt seiner Erkrankung. Dabei ist die Gesamtheit der körperlichen und seelischen Symptome wichtiger als einzelne Beschwerden. In der Homöopathie wird auch der Auslöser einer Erkrankung berücksichtigt, wobei jedoch nicht das Virus oder der Bazillus als die eigentliche Ursache gilt, sondern der seelisch-geistige Zustand des Patienten, der dazu geführt hat, ihn aus dem Gleichgewicht zu bringen und in der Folge genau die Symptome zu entwickeln, die dieses Ungleichgewicht ausdrücken. Mögliche Auslöser können seelischer Art sein – etwa Unzufriedenheit, Wut, Schreck –, aber auch physische Gründe haben, zum Beispiel eine Unterkühlung.

Herstellung des homöopathischen Mittels

Die homöopathischen Arzneien oder »Mittel« werden aus den von Pflanzen, Mineralien und Tieren gewonnenen Substanzen hergestellt, den »Ursubstanzen«. Ursubstanzen sind oft ungenießbar oder sogar giftig – beispielsweise Belladonna (Tollkirsche). Erst durch ein bestimmtes Aufbereitungsverfahren werden sie zum Heilmittel. Dafür wird die Substanz zunächst verdünnt, indem man einen Tropfen Ursubstanz mit neun Tropfen Alkohol (für Tropfen) oder neun Teilen Milchzucker (für Globuli = Kügelchen und Tabletten) vermischt. Dann wird die Mischung zehnmal kräftig geschüttelt (bei Alkohol) oder zerrieben (bei Milchzucker). Dieser Vorgang, die »Potenzierung«, ist der wichtigste Schritt bei der Herstellung, denn erst dadurch wird die in der Ursubstanz enthaltene Heilkraft – ihre »Potenz« – freigesetzt und an die Trägersubstanz, also Alkohol oder Milchzucker, abgegeben.

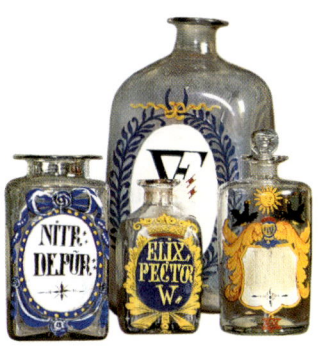

Alt bekannte Substanzen entwickeln nach der Potenzierung völlig neue Kräfte.

Die »Potenzen«

Nach Verdünnung und anschließender Potenzierung ist aus der Ursubstanz – in unserem Beispiel – das homöopathische Mittel Belladonna D1 entstanden. Von dieser Mischung wird nun wieder ein Tropfen entnommen, mit neun Tropfen Alkohol (oder neun Teilen Milchzucker) vermischt und erneut geschüttelt (zerrieben) – jetzt heißt die Mischung Belladonna D2. Auf die gleiche Weise entsteht die nächst höhere Potenz Belladonna D3 und so fort.

Bei diesem Verfahren der Verdünnung und anschließenden Potenzierung entstehen immer stärkere Verdünnungen, bis schließlich bei der Potenzierungsstufe D12 kaum noch etwas von der Ausgangssubstanz enthalten, und bei D30-Potenzen keinerlei Ursubstanz im Mittel mehr nachweisbar ist. Das heißt, bei der homöopathischen Herstellungsweise wird die grobstoffliche

Grobstoffliche Ursubstanz wird in feinstoffliche Energie umgewandelt

Ursubstanz Schritt für Schritt in immer feinstofflichere Energie umgewandelt.

Deshalb wirken niedrige Potenzen – Mittel also, die noch relativ viel Ursubstanz enthalten – vor allem auf der körperlichen Ebene. Mittel mit hohen Potenzen, in denen keine Ursubstanz mehr vorhanden ist, beeinflussen eher die subtilen Ursachen einer Erkrankung, so daß eine tiefergehende Heilung erzielt wird.

Homöopathika für die Selbstbehandlung

Am besten für die Selbstbehandlung sind Mittel mit relativ niedrigen Potenzen

Daß hoch potenzierte Homöopathika eine viel größere Wirkung haben als niedrige Potenzen, läßt sich mit ihrer energetischen Wirkungsweise erklären, bei der der ganze Mensch mit Körper, Geist und Seele auf tiefgreifende Weise beeinflußt wird. Aus diesem Grund ist es bei einer Selbstbehandlung auch ratsam, nur Mittel mit relativ niedrigen Potenzen zu verwenden (bis D30), denn das Experimentieren mit hoch potenzierten Mitteln ohne genaue Kenntnis ihrer subtilen Wirkung kann das energetische System des Organismus so durcheinanderbringen, daß eine spätere Behandlung selbst für einen erfahrenen Homöopathen schwierig wird.

Konstitutionsmittel

Unter den Tausenden von Mitteln, die uns heute zur Verfügung stehen, wird eine Reihe von homöopathischen Arzneien als »Konstitutionsmittel« bezeichnet. In ihrer Wirkung entsprechen sie auf besondere Weise den unterschiedlichen menschlichen Charakteren. Vom Homöopathen in hohen Potenzen vor allem bei immer wiederkehrenden Erkrankungen eingesetzt, beeinflussen sie die jeweilige »Konstitution« eines Patienten – seine Grundbefindlichkeit – positiv.

Nosoden

Nur vom Therapeuten eingesetzt

Eine besondere Form der Homöopathika sind die Nosoden. Sie werden zwar auf die gleiche Weise wie die »normalen« homöopathischen Mittel, aber aus Keimen und Stoffwechselprodukten verschiedener Krankheiten hergestellt. Vom Homöopathen werden sie in hohen Potenzen als eine Art »Impfung« zur Vorbeugung oder zur Nachbehandlung dieser Erkrankungen eingesetzt.

So finden Sie zum richtigen Mittel

Bei der Behandlung von Beschwerden vergleicht der Homöopath die körperlichen und seelischen Symptome der Patientin mit den in Arzneimittelbildern zusammengefaßten körperlichen Symptomen seelischer Beschwerden. Er wählt das Mittel mit der größten Ähnlichkeit aus. Auf die gleiche Weise gehen Sie bei der Behandlung Ihrer Beschwerden vor.

Bevor Sie mit einer homöopathischen Selbstbehandlung beginnen, sollten Sie sich frauenärztlich untersuchen und die Ursache Ihrer Beschwerden klären lassen. Inzwischen sind viele homöopathisch ausgerichtete Frauenärzte bereit, ihre Patientinnen bei einer homöopathischen Selbstbehandlung zu unterstützen. Auf Seite 93 habe ich einige Institutionen angegeben, die Ihnen die Anschriften von homöopathisch therapierenden Ärzten in Ihrer Nähe nennen können.

Vor der Selbstbehandlung: Untersuchung beim Frauenarzt

• Wenn Ihr Frauenarzt eine Selbstbehandlung befürwortet, erstellen Sie zunächst (am besten schriftlich) eine Liste Ihrer körperlichen Beschwerden sowie aller seelischen Stimmungsveränderungen, die Ihnen auffallen. Auch wenn es manchmal unangenehm sein mag, eine so genaue »Gewissensforschung« anzustellen – je ehrlicher Sie dabei mit sich sind, desto größer ist die Wahrscheinlichkeit, das passende Mittel zu finden.

• Ergänzen Sie diese Liste durch die weiteren Modalitäten, das heißt, notieren Sie möglichst genau alle äußerlichen Bedingungen, die dazu beitragen, daß sich Ihre Beschwerden bessern oder verschlechtern, selbst wenn diese Bedingungen scheinbar in keinem direkten Zusammenhang zu den Beschwerden stehen. Auch dieser Schritt ist zwar zunächst mit etwas Arbeit verbunden, doch je mehr Teile Sie bei diesem »Puzzle« – der Symptomensammlung – zusammentragen, desto differenzierter wird das Bild des zu Ihnen passenden Mittels. Ein Beispiel für eine solche Selbstbefragung finden Sie im Kasten auf Seite 10.

• Zu jedem der erläuterten Beschwerdebereiche (Seite 15 bis 29) gibt es einen »Wegweiser« (Seite 30 bis 41). Dort habe ich in Kurzform die Symptome der Mittel zusammengestellt, die für die Behandlung der jeweiligen Beschwerden in Frage kommen. Vergleichen Sie

Eine Liste Ihrer Beschwerden hilft Ihnen bei der Mittelwahl

Beispiel für Ihre Symptomensammlung

Sie leiden an Bauchschmerzen während der Periode: Ist der Schmerz stark oder schwach, links- oder rechtsseitig, oder tritt er überall auf? Strahlt er in die Beine oder in den Rücken aus? Hat er vor der Periode oder erst mit Einsetzen der Blutung begonnen? Verschlimmert oder bessert er sich bei Bewegung oder durch Hinlegen? Ist er tagsüber oder nachts stärker? Ist die Blutung schwächer oder stärker als sonst, dauert sie länger oder kürzer? Tut es gut, wenn Sie sich eine Wärmflasche auf den Bauch legen oder möchten Sie es möglichst kühl haben? Können Sie plötzlich nichts Einengendes am Bauch vertragen? Frieren oder schwitzen Sie plötzlich mehr als sonst? Haben Sie viel/wenig Durst auf kalte/warme Getränke? Können Sie derzeit kein fettes Essen vertragen oder haben Sie entgegen Ihren sonstigen Vorlieben einen plötzlichen Heißhunger auf besonders fettreiche Nahrung? Essen Sie plötzlich sehr Salzhaltiges oder brauchen Sie ständig etwas Süßes? Sind Sie momentan auffallend gereizt, traurig oder aggressiv? Brauchen Sie ständig Menschen um sich, oder können Sie die Gegenwart anderer nicht ertragen? Fällt es Ihnen schwer, sich bei der Arbeit zu konzentrieren oder haben Sie plötzliche Anfälle von »Arbeitswut«? Brauchen Sie zur Zeit besonders viel Zärtlichkeit, oder ist Ihnen jede Berührung unangenehm?

die in der Beschreibung aufgeführten Symptome der Mittel mit Ihrer Symptomensammlung und notieren Sie, welche Mittel Ihren Beschwerden am ehesten entsprechen.

Die angegebenen Seitenzahlen führen Sie zu den ausführlichen Mittelbeschreibungen – sie sind auf die gleiche differenzierte Weise zusammengestellt wie in dem nebenstehenden Beispiel.

• Lesen Sie die Beschreibungen aller in Frage kommenden Mittel in Ruhe durch; vergleichen Sie die Symptome der jeweiligen Mittel mit denen auf Ihrer Liste, bis Sie das Mittel gefunden haben, das am besten zu Ihrem Gesamtzustand paßt. Dabei müssen durchaus nicht immer sämtliche Symptome zutreffen! Wichtig ist, daß der »Charakter« des Mittels möglichst genau mit Ihrer derzeitigen körperlichen und seelischen Befindlichkeit übereinstimmt.

Trifft keines der Mittel auf Sie zu, ist es besser, auf eine Selbsttherapie zu verzichten und einen erfahrenen Homöopathen aufzusuchen.

Dosierung

Für sämtliche in diesem Ratgeber angegebenen Mittel gelten folgende Dosierungsvorschriften:

• alle D3- und D4-Potenzen: Bei akuten Beschwerden stündlich, bei Besserung 4mal täglich 5 Globuli oder 5 Tropfen oder 1 Tablette.

• alle D6- und D8-Potenzen: Bei akuten Beschwerden stündlich, bei Besserung 3mal täglich 5 Globuli oder 5 Tropfen oder 1 Tablette.
• alle D12-Potenzen: 1mal täglich 5 Tropfen oder 5 Globuli oder 1 Tablette.
• alle D30-Potenzen: 1mal wöchentlich 5 Tropfen oder 5 Globuli oder 1 Tablette.
• D200-Nosode: nach Anweisung des Homöopathen.

Anwendung

• Nach den Regeln der klassischen Homöopathie wird grundsätzlich immer nur ein Mittel eingenommen. Sobald sich die Beschwerden verändern, müssen Sie eine neue Symptomensammlung erstellen, um ein neues Mittel zu finden.
• Halten Sie sich bei der Einnahme bitte immer an die bei jedem Mittel empfohlene Potenz und die angegebene Dosierung.
• Nach der Einnahme kann es zu einer kurzfristigen Verschlimmerung der Beschwerden kommen – dieses Phänomen wird in der Homöopathie als »Erstverschlimmerung« bezeichnet. Danach muß jedoch bald eine deutliche Besserung eintreten, sonst war das Mittel falsch gewählt.

Bitte halten Sie sich sorgfältig an die Dosierungs- und die Anwendungsvorschriften

• Nehmen Sie das homöopathische Mittel nur so lange ein, bis die Symptome verschwunden sind, und setzen Sie es dann ab. Wenn Sie es »vorsichtshalber« länger einnehmen als notwendig, kann es geschehen, daß Sie durch das Mittel genau die Symptome wieder hervorrufen, die sich gerade gebessert hatten.
• Probieren Sie nicht mehr als zwei Mittel nacheinander aus, denn jedes Mittel, das nicht paßt, kann zusätzliche Beschwerden verursachen und das Symptomenbild »verwischen«. Auch für einen erfahrenen Homöopathen ist es dann schwierig, die ursprünglichen Symptome herauszufiltern und das richtige Mittel zu finden.
• Wenn sich die Beschwerden nach zwei bis drei Tagen nicht deutlich gebessert oder wenn sie sich sogar verschlimmert haben, wenden Sie sich bitte umgehend an Ihren Frauenarzt oder an einen erfahrenen Homöopathen.

Grenzen der Selbstbehandlung

Häufige

Frauen-

beschwerden

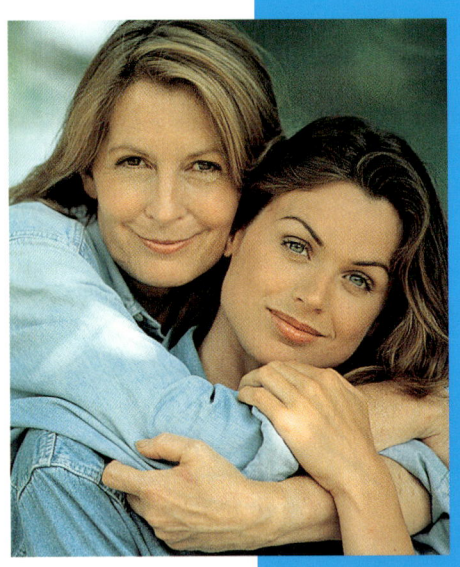

Wie alle Beschwerden
sind auch jene von
Frauen Ausdruck einer
gestörten Balance im
energetischen Wechsel-
spiel von Körper und
Seele. Vor allem Zyklus-
probleme, an denen viele
Frauen von der Pubertät
bis zu den Wechseljahren
leiden, gehen auf ein Un-
gleichgewicht der Hor-
mone zurück, die wesent-
lich von unserer seelischen Verfassung beeinflußt werden. Aber
auch bei den zyklusunabhängi-
gen Beschwerden bietet die
Homöopathie Hilfe.

Der monatliche Zyklus

Von der ersten Periode (Menarche) an, die in unseren
Breitengraden bei jungen Mädchen durchschnittlich
zum ersten Mal im Alter von 12 bis 13 Jahren einsetzt,
bis zu den Wechseljahren, wenn im Alter von durchschnittlich 50 Jahren die letzte Blutung stattfindet,
wird der weibliche Zyklus von einem genau aufeinander abgestimmten Zusammenspiel der Hormone gesteuert (unten, Grafik Seite 16). Dieser Zyklus wiederholt sich jeden Monat auf die gleiche Weise, abgesehen
von Zeiten, in denen eine Schwangerschaft stattfindet
oder der Zyklus durch die Einnahme der Pille »von
außen« beeinflußt wird.

Ein komplizierter Regelkreis

• Noch während der Periode bekommt die Hirnanhangsdrüse (Hypophyse) vom Zwischenhirn (Hypothalamus) den »Auftrag« zur Ausschüttung des follikelsti-
mulierenden Hormons, des FSH.

• Das FSH bewirkt die Reifung einer winzigen, mit
bloßem Auge nicht sichtbaren Eizelle in einem der
beiden etwa 4 Zentimeter großen, mandelförmigen Eierstöcke (Ovarien), die sich links und rechts von der
Gebärmutter (Uterus) befinden und durch etwa 8 Zentimeter lange Eileiter (Tuben) mit ihr verbunden sind.

• Während der Reifung ist die Eizelle in einem mit
Flüssigkeit gefüllten Eibläschen, auch Follikel
genannt. Gleichzeitig zur Reifung der Eizelle produziert der Follikel das weibliche Hormon Östrogen. Dieses Hormon dient dazu, die Schleimhaut in der Gebärmutter aufzubauen und auf eine mögliche Schwangerschaft vorzubereiten.

• Etwa am 14. Tag nach dem ersten Tag der letzten Periode produziert die Hirnanhangsdrüse, ausgelöst
durch das im Blut angestiegene Östrogen, das LH (das
luteinisierende Hormon), das den Eisprung auslöst.

• Nach dem Eisprung wird die Östrogenproduktion
weitgehend eingestellt. Die zurückgebliebene Follikelhülle verfärbt sich gelb und beginnt nun mit der Herstellung des Gelbkörperhormons (Progesteron). Auch
dieses weibliche Hormon bereitet die Gebärmutter auf
eine Schwangerschaft vor: Es verdickt die Schleim-

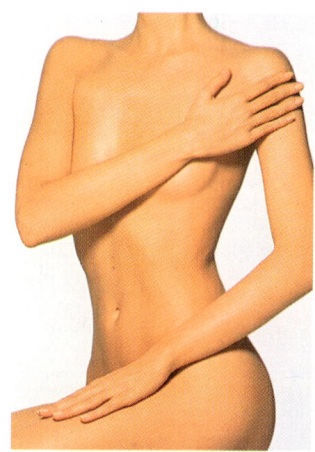

**Alle Vorgänge im Körper
der Frau werden vom
genau aufeinander
abgestimmten Zusammen-
spiel der Hormone
gesteuert.**

Die Geschlechtsorgane der Frau. Die Scheide verbindet die inneren mit den äußeren Organen.

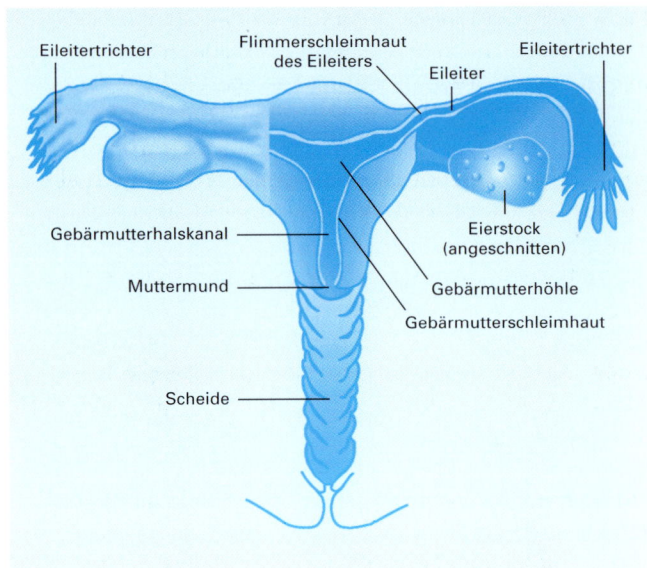

Eileitertrichter

Flimmerschleimhaut des Eileiters

Eileiter

Eileitertrichter

Gebärmutterhalskanal

Muttermund

Eierstock (angeschnitten)

Gebärmutterhöhle

Gebärmutterschleimhaut

Scheide

haut im Inneren, in die sich eine befruchtete Eizelle einnistet.

• Nach dem Eisprung bewegt sich die freigesetzte Eizelle mit Hilfe von Flimmerhärchen vom Eierstock in den Eileiter. In dieser Zeit – ihre »Wanderung« dauert nur wenige Stunden – kann sie befruchtet werden.

• Findet keine Befruchtung statt, schrumpft die Eizelle und verschwindet schließlich. Etwa 14 Tage nach dem Eisprung wird die Produktion von Progesteron und Östrogen eingestellt; die nicht benötigte Gebärmutterschleimhaut löst sich ab und wird durch eine Blutung nach außen »gespült« – die Periode beginnt und die Produktion von FSH setzt wieder ein.

• Kommt es dagegen zu einer Befruchtung, wandert die Eizelle weiter durch den Eileiter in die Gebärmutter und nistet sich dort in die vorbereitete Gebärmutterschleimhaut ein – die Schwangerschaft beginnt.

Der hormonelle Regelkreis steuert den monatlichen Zyklus

Die wichtige Rolle der Seele im monatlichen Zyklus

Der Regelkreis des weiblichen Zyklus wird – wie alle anderen Vorgänge im Organismus – möglich durch das genau aufeinander abgestimmte Zusammenspiel der unterschiedlichen Hormone (Grafik Seite 16).

Die Hormone werden in verschiedenen Drüsen gebildet, wobei die Hirnanhangsdrüse (Hypophyse) zu den wichtigsten gehört – auch die für den weiblichen Zyklus »zuständigen« Hormone werden von der Hypophyse gelenkt. Die Hypophyse wiederum wird vom Zwischenhirn (Hypothalamus) gesteuert, in dem alle unsere Gefühle und Empfindungen – positive wie negative – »gespeichert« werden.

Die Stimmungslage beeinflußt den hormonellen Regelkreis

Das bedeutet, daß die Hormone durch die direkte Verbindung von Zwischenhirn und Hirnanhangsdrüse sehr stark von der Psyche beeinflußt werden, oder anders ausgedrückt: Der hormonelle Regelkreis, der den weiblichen Zyklus steuert, wird unmittelbar durch unsere jeweilige Stimmungslage beeinflußt.

In Zeiten seelischer Unzufriedenheit oder psychischer Belastung etwa kann die Periode zu früh oder zu spät kommen, die Blutung kann zu stark oder zu schwach sein oder – in seltenen Fällen – auch ausbleiben.

Daneben spielen natürlich auch andere Faktoren eine wichtige Rolle, wenn es zu Zyklusstörungen kommt, etwa durch eine organische Krankheit oder falsche Ernährung, jedoch sind das harmonische

Die Botenstoffe des Organismus
»Hormone« sind chemische Substanzen, die über den Blutkreislauf als »Boten« an verschiedene Stellen im Organismus »geschickt« werden, um dann an ihrem jeweiligen »Einsatzort« wichtige Funktionen in Gang zu setzen und zu unterstützen.

Zusammenspiel der Hormone und damit unser körperliches Wohlbefinden in erster Linie abhängig von unserer seelischen Ausgeglichenheit.

Prämenstruelles Syndrom (PMS)

Als Prämenstruelles Syndrom (PMS) bezeichnet man eine Reihe von seelischen und körperlichen Beschwerden, die vielen Frauen in den »Tagen vor den Tagen« zu schaffen machen.

Dazu zählen depressive Verstimmung, Reizbarkeit, Unruhe oder ein plötzlicher »Putzfimmel«, aber auch Müdigkeit, Wassereinlagerungen im Gewebe – vor allem im Bauch und in den Oberschenkeln, ein unangenehmes Spannungsgefühl in den Brüsten, Schlafstörungen, Migräne oder Kopfschmerzen, Herpes simplex,

Zusammenspiel der Hormone:
- **Das Zwischenhirn regt die Hirnanhangsdrüse zur FSH-Produktion an,**
- **FSH bewirkt, daß in einem Eierstock eine Eizelle reift, der sie schützende Follikel produziert Östrogen,**
- **der Östrogen-Spiegel im Blut steigt,**
- **daraufhin produziert die Hirnanhangsdrüse das LH,**
- **LH löst den Eisprung aus,**
- **die zurückgebliebene Follikelhülle setzt Gelbkörperhormone frei.**

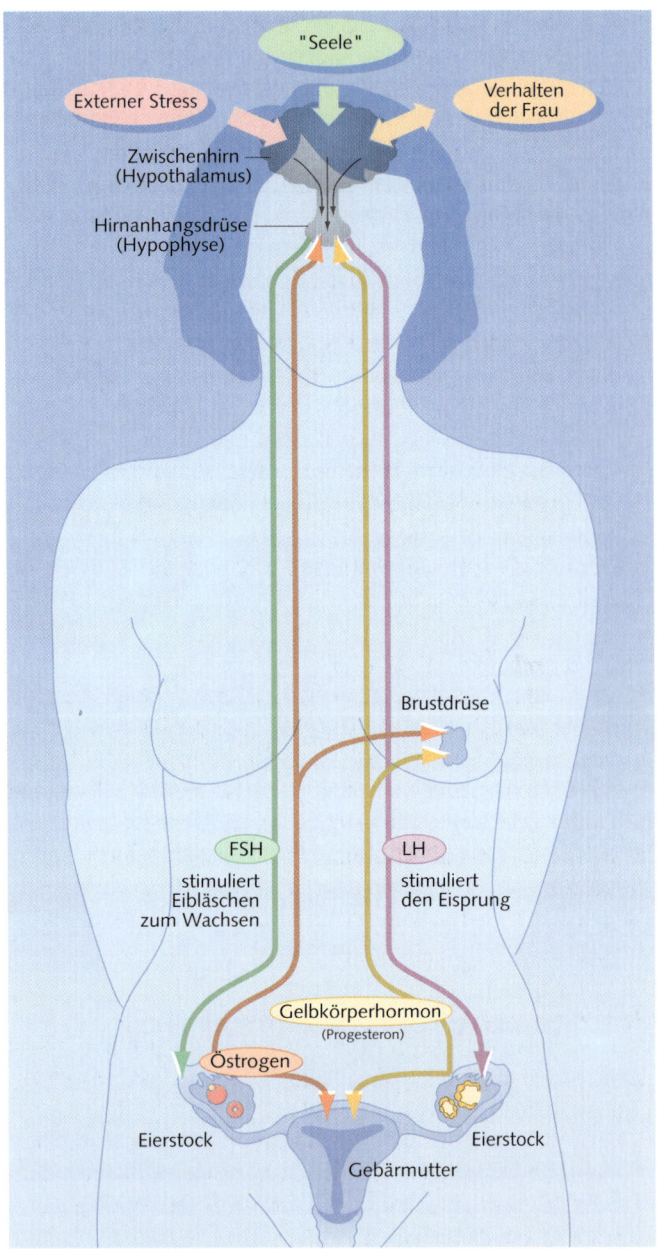

Hämorrhoiden, Rückenschmerzen, rheumatische Beschwerden sowie Appetitlosigkeit oder plötzliche »Hungerattacken«.

Diese Beschwerden werden durch ein kurzzeitiges Ungleichgewicht der beiden Hormone Östrogen und Progesteron verursacht (Seite 13) und verschwinden meistens mit Einsetzen der Periode. Vor allem durch die Doppelbelastung Beruf und Familie ohne ausreichende Erholung oder in Zeiten seelischer Anspannung – die Hormone werden weitgehend durch die Psyche beeinflußt (Seite 14) – können die Beschwerden so ausgeprägt sein, daß die Betroffenen in ihrer Arbeitsfähigkeit ernsthaft eingeschränkt sind.

Doppelbelastung durch Beruf und Familie kann die Beschwerden verstärken

Auch nach Absetzen der Pille, einem Schwangerschaftsabbruch, einer Sterilisation oder der Geburt eines Kindes, wenn sich der Hormonhaushalt erst wieder einpendeln muß, kommen PMS-Symptome häufiger vor, ebenso vor und in den Wechseljahren, weil der Hormonhaushalt in dieser Zeit unausgeglichen ist. Eine weitere Ursache für PMS-Beschwerden sind eine mineralstoff- und vitaminarme Ernährung sowie mangelnde Bewegung.

Hilfe durch die Homöopathie

PMS-Beschwerden können mit Hilfe des passenden homöopathischen Mittels sehr gut gelindert werden – einen Wegweiser für alle Mittel, die dafür in Frage kommen, finden Sie auf Seite 30. Bei starken Beschwerden sollten Sie sich jedoch an einen Homöopathen wenden. Mit Hilfe einer hoch potenzierten konstitutionellen Behandlung (Seite 8) können das körperliche wie das seelische Ungleichgewicht tiefgreifender behandelt werden.

Zyklusbedingte Brustbeschwerden

Kurz vor oder während der Periode, aber auch zur Zeit des Eisprungs in der Mitte des Zyklus verspüren viele Frauen ein Spannungsgefühl, Ziehen oder Schmerzen in den Brüsten. Diese Beschwerden sind wie die PMS-Beschwerden (Seite 15) auf ein hormonelles Ungleichgewicht zurückzuführen und verschwinden meistens mit Einsetzen der Blutung.

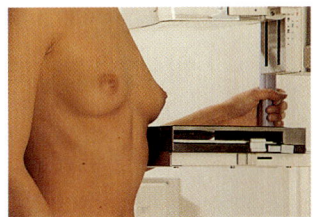

Die Mammographie (Röntgenuntersuchung der Brust) wird bei Frauen unter 50 in der Regel nur bei Verdacht auf schwerwiegende Erkrankungen eingesetzt.

Auch bei zyklusbedingten Brustbeschwerden können Sie auf eine Reihe von homöopathischen Mitteln zurückgreifen – der Wegweiser auf Seite 32 zeigt Ihnen, welche Mittel dafür in Frage kommen. Wenn sich die

Beschwerden jedoch trotz Selbstbehandlung nicht bessern, sondern während des gesamten Zyklus andauern, ist eine konstitutionelle Behandlung ratsam (Seite 8), um das hormonelle Gleichgewicht wieder ins Lot zu bringen.

Grenzen der Selbstbehandlung
Sie sollten unbedingt auf eine Selbstbehandlung verzichten und umgehend Ihren Frauenarzt aufsuchen,
• wenn Sie einen Knoten in der Brust tasten oder sehr unregelmäßige Brustdrüsen haben (Mastopathie);
• wenn Sie einen Knoten unter den Armen in den Achselhöhlen tasten und/oder die Lymphknoten in den Achselhöhlen geschwollen sind;
• wenn außerhalb von Schwangerschaft und Stillzeit Milch oder ein farbloses, grünes, schwarzes oder blutiges Sekret aus den Brustwarzen austritt;
• wenn die Brustwarzen jucken oder sich die Haut auf der Brust ekzemartig verändert;
• wenn die Brüste außerhalb der Stillzeit schmerzen und heiß und gerötet sind (Brustdrüsenabszeß).
Bei einer Knotenbildung in der Brust oder in den Achselhöhlen sowie bei außerhalb von Schwangerschaft und Stillzeit auftretendem Milch- oder Sekretfluß wird der Arzt eine Mammographie und/oder eine Ultraschalluntersuchung der Brust im Hinblick auf eine mögliche Krebserkrankung beziehungsweise einen Brustdrüsenabszeß durchführen. Außerdem wird er einen Hormonspiegel erstellen, um einen Tumor in der Hirnanhangsdrüse auszuschließen.

Brustdrüsenabszeß
Die Behandlung eines Brustdrüsenabszesses müssen Sie Ihrem homöopathisch behandelnden Arzt überlassen! Durch eine ärztlich begleitete homöopathische Behandlung läßt sich oft eine Operation vermeiden.

Die Ursache für Knoten in Brust oder Achselhöhle muß in jedem Fall vom Arzt geklärt werden

Periodenstörungen

Zyklusabstände
Bei nur wenigen Frauen dauert ein Zyklus genau 28 Tage (immer gerechnet vom ersten Tag der Periode an) – häufig beträgt der Abstand zwischen zwei Blutungen 26 bis 31 Tage, und auch Abstände von 24 und

35 Tagen gelten noch als normal. Blutungen innerhalb dieser Abstände werden Zwischenblutungen genannt (Seite 20). Tritt die Periode verspätet auf, das heißt, beträgt der Abstand zwischen zwei Zyklen sechs bis acht Wochen und mehr, spricht man von einer »Oligomenorrhoe«. Kommt die Periode zu häufig, das heißt, beträgt der Abstand zwischen zwei Blutungen 23 Tage und weniger, handelt es sich um eine »Polymenorrhoe«.

Denken Sie daran:
Bei Zwischenblutungen
zum Arzt!

Dauer der Periode

Eine Periode dauert üblicherweise zwischen drei und sieben Tage. Bei manchen Frauen setzt die Blutung sehr plötzlich und stark ein, während die Periode bei anderen mit einer leichten Schmierblutung beginnt und erst allmählich an Stärke zunimmt. Am Ende der Periode kann die Blutung außerdem entweder sehr plötzlich aufhören oder aber langsam immer schwächer werden und in leichten Schmierblutungen ausklingen.

Stärke der Blutung

Auch die Blutungsstärke ist sehr unterschiedlich und kann sich je nach Lebensabschnitt und körperlicher und seelischer Befindlichkeit verändern. Die meisten Frauen müssen das Tampon oder die Binde an den stärksten Tagen der Blutung – häufig sind dies der zweite, dritte und vierte Tag der Periode – alle drei bis vier Stunden wechseln. Bei manchen Frauen ist die Blutung sogar so stark, daß sie an den »starken« Tagen nachts sowohl ein Tampon als auch eine Binde brauchen, während Frauen mit relativ schwacher Blutung Tampon oder Binde nur etwa dreimal täglich erneuern müssen.

Die Periodenblutung ist
individuell ausgeprägt

Zu starke Periode

Durch körperlichen und seelischen Streß, vor und in den Wechseljahren, aber auch bedingt durch organische Ursachen, etwa eine Erkrankung, kann in der Mitte des Zyklus der Eisprung ausbleiben (Seite 13). Das hat zur Folge, daß anstelle von Progesteron mehr Östrogen ausgeschüttet und dadurch die Gebärmutterschleimhaut doppelt so stark aufgebaut wird wie in

Der Eisprung
kann ausbleiben

Eine zu starke Periode kann viele Ursachen haben

normalen Zyklen. Dies wiederum führt zu stärkeren Blutungen, und häufig kommt die Periode auch zu spät oder zu früh. Weitere mögliche Ursachen für eine zu starke Periode können sein:
• Eine vergrößerte Gebärmutter mit entsprechend mehr Schleimhaut. Bei der Periode wird mehr abgelöste Schleimhaut mit der Blutung aus der Gebärmutter »gespült« als bei einer kleineren Gebärmutter.
• ein unregelmäßiger Aufbau der Gebärmutterschleimhaut (Hyperplasie),
• Unverträglichkeit der Spirale (Seite 24),
• eine beginnende Krebserkrankung.

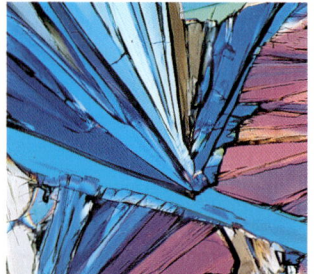

Zwischenblutungen
Leichte Zwischenblutungen – sie sind in der Regel viel schwächer als die normale Menstruation – in Form von rötlichen oder bräunlichen Schmierblutungen treten meistens um die Zeit des Eisprungs auf und sind ein Zeichen dafür, daß sich die Hormone Östrogen und Progesteron auf die zweite Zyklushälfte »umstellen« (Seite 13). Weitere mögliche Ursachen für eine Schmierblutung können sein:
• ein Nachlassen der Hormonproduktion zu Beginn der Wechseljahre,
• ein Polyp am Muttermund (Seite 93, Zervixpolyp),
• eine Zyste (Seite 93),
• ein Myom (Seite 93),
• eine Entzündung der Gebärmutterschleimhaut (Endometritis, Seite 92) oder des Gebärmutterhalses,
• eine beginnende Krebserkrankung.

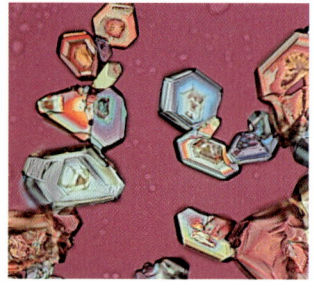

Makroaufnahmen der Hormone Östrogen und Progesteron.

Zu schwache Periode, Ausbleiben der Periode
Bei körperlicher und seelischer Belastung, durch starken Gewichtsverlust, eine Erkrankung oder in den Wechseljahren gerät der Hormonhaushalt durcheinander. Es wird weniger Östrogen produziert, so daß die Gebärmutterschleimhaut wenig oder kaum aufgebaut wird (Seite 13) – entsprechend leicht ist die Blutung oder sie bleibt aus (Amenorrhoe). Auch eine zu starke Blutung kommt meist zu früh oder zu spät.
Weitere mögliche Ursachen für eine zu schwache Blutung oder ein Ausbleiben der Periode können sein:
• eine Schwangerschaft,

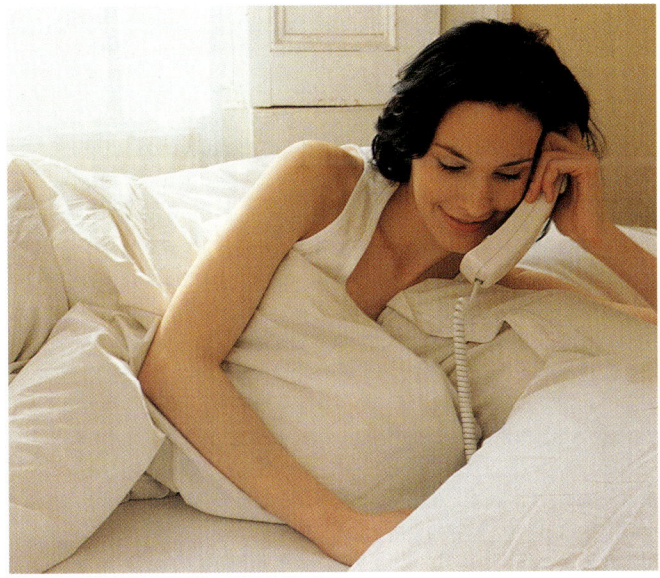

Reduzieren Sie bewußt den Streß während der Tage vor den Tagen – lassen Sie es sich gut gehen.

• eine Zyste (Seite 93),
• eine hormonelle Störung nach Absetzen der Pille,
• Nebenwirkungen von Medikamenten (vor allem Psychopharmaka),
• eine Fehlfunktion der Schilddrüse,
• ein vorzeitiges Einsetzen der Wechseljahre (mit Ende 30/Anfang 40),
• verspätetes Einsetzen der Periode bei jungen Mädchen (nach dem 17. Lebensjahr).

Hilfe durch die Homöopathie
Die meisten Zyklusbeschwerden sind auf eine Störung im geregelten Ablauf der Hormone zurückzuführen und häufig durch seelische oder körperliche Belastung bedingt. Die Homöopathie kann Ihnen sehr gut helfen, über das (Wieder-)Finden des seelischen Gleichgewichts (Seite 14) auch die körperlichen Beschwerden zu lindern oder zu beheben. Folgende Mittel kommen bei Zyklusstörungen in Frage:
• Die Periode ist zu stark/zu schwach (Seite 33, 34).
• Die Periode kommt zu früh; sie ist zu stark/zu schwach (Seite 33).
• Die Periode kommt zu spät; sie ist zu stark/zu schwach (Seite 35).

Mittel der Wahl bei Störungen im hormonellen Regelkreis

Ursachen für Zyklus-
störungen in jedem Fall
vom Arzt klären lassen!

- Die Periode bleibt aus (Seite 37).
- Zwischenblutungen (Seite 36).
- Die Periode ist sehr schmerzhaft (Seite 37).

Grenzen der Selbstbehandlung

Neben hormonell bedingten Störungen gibt es eine Reihe von weiteren organischen Ursachen für Zyklusstörungen, so daß Sie sich in jedem Fall frauenärztlich untersuchen lassen sollten, wenn sich die Beschwerden trotz Selbstbehandlung nach drei Tagen nicht gebessert oder sogar verschlimmert haben. Dazu zählen:
- bei Ausbleiben der Periode: eine Schwangerschaft,
- bei anhaltend unregelmäßigen oder bei starken Blutungen beziehungsweise bei Zwischenblutungen: eine Entzündung oder Krebserkrankung der Gebärmutterschleimhaut oder des Muttermundes, ein Myom (Seite 93) oder eine Zyste (Seite 93).

Periodenschmerzen (Dysmenorrhoe)

Etwa die Hälfte aller Frauen leidet vor, während oder auch nach der Regelblutung unter meist unterschiedlich starken krampfartigen Schmerzen in Unterbauch und Rücken, die bis in die Oberschenkel ausstrahlen können. Viele Frauen nehmen die Schmerzen als leichte Beeinträchtigung wahr, die sich durch Bewegung und Entspannung schnell wieder geben, während die Beschwerden bei manchen so ausgeprägt sind, daß sich die Betroffenen hinlegen müssen. Darüber hinaus können die Schmerzen von Erbrechen, Durchfall mit kaltem Schweiß und Kreislaufstörungen bis zur Ohnmacht begleitet werden.

Schmerzen in
Unterbauch und Rücken

Primäre und Sekundäre Dysmenorrhoe

Bei Periodenschmerzen unterscheidet man zwischen *Primärer Dysmenorrhoe* – wenn die Beschwerden von der ersten Periode an auftreten – und *Sekundärer Dysmenorrhoe* – wenn die Schmerzen erst einige Jahre später einsetzen. Sowohl Primäre als auch Sekundäre Dysmenorrhoe verschwinden meistens bei Einnahme der Anti-Baby-Pille oder nach der Geburt des ersten Kindes. Eine Sekundäre Dysmenorrhoe kann auch Ausdruck einer akuten Unterleibserkrankung sein,

etwa Endometriose (versprengte Gebärmutterschleimhaut, Seite 92), Zysten (mit Flüssigkeit gefüllte
Gebilde an den Eierstöcken, Seite 93) oder Myome
(gutartige Tumore in oder an der Gebärmutter, Seite
93), die in jedem Fall frauenärztlich untersucht und
behandelt werden müssen.

Primäre und sekundäre Periodenschmerzen werden in
der Regel durch ein Ungleichgewicht der den Monatszyklus bestimmenden Hormone Östrogen und Progesteron verursacht (Seite 13). Dieses Ungleichgewicht
führt zu einer vermehrten Ausschüttung von Prosta-
glandinen – Substanzen, die im Gebärmuttermuskel
enthalten sind – und je nach Menge schwache bis starke, mitunter sogar wehenähnliche Muskelkrämpfe auslösen können. Bei einigen Frauen gelangen die Prostaglandine in die Blutbahn und bewirken Durchfall, Übelkeit und Kreislaufstörungen.

Das Verhältnis zwischen Östrogen und Progesteron be-
stimmt auch die Stärke der Blutung (Seite 13); dabei
gilt in der Regel, daß die Periode um so schmerzhafter
ist, je stärker die Blutung ist.

T I P

**Bei krampfartigen
Periodenschmerzen
hilft häufig auch ein
warmes Bad, eine
Wärmflasche oder
ein Heublumensack
(Apotheke).**

Hormonelles Ungleichgewicht

Ein Ungleichgewicht der Hormone kommt am häufigsten bei jungen Mädchen und zu Beginn der Wechseljahre vor – bei jungen Mädchen ist die hormonprodu-
zierende Hypophyse (Hirnanhangsdrüse), die vom
Hypothalamus (Zwischenhirn) gesteuert wird, anfangs
noch nicht eingespielt, so daß es zu einem Überschuß
an Östrogen kommt, ohne daß ein Eisprung stattfindet. Der Eisprung ist jedoch notwendig für die Produktion von Progesteron, das den hormonellen Aus-
gleich bewirkt (Seite 13). Zu einem ähnlichen Ungleichgewicht kommt es in den Wechseljahren, wenn
kein Eisprung mehr stattfindet, zunächst aber
weiterhin Östrogen ausgeschüttet wird. Dadurch wird
die Periode häufig unregelmäßig, stärker und auch
schmerzhafter als bei Zyklen, in denen nach dem Eisprung das Progesteron produziert wird.

*Häufig bei jungen
Mädchen und zu Beginn
der Wechseljahre*

Seelische Ursachen

Neben den körperlichen Ursachen spielen auch die
Ernährung und körperliche Belastungen, vor allem

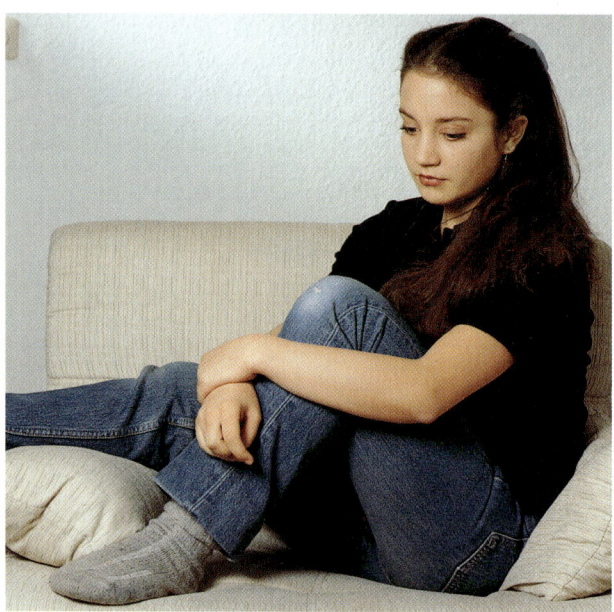

aber seelischer Streß sowie eigene Kindheitserfahrungen eine wichtige Rolle bei der Entstehung von Perioden-schmerzen. Frauen, denen sich als Kind unbewußt am Beispiel ihrer Mutter ein-geprägt hat, daß die Periode immer mit Schmerzen ver-bunden ist, erleben die »Tage« später häufig ähnlich. Dazu kommt oft die Belastung, gleichzeitig Beruf, Haushalt und Kindern gerecht zu werden, so daß meist keine Zeit für Entspannung bleibt. Da die Hormone im wesentli-chen vom Hypothalamus und damit indirekt durch unsere seelische Befindlichkeit ge-

Sie müssen nicht unter Periodenschmerzen leiden – suchen Sie Hilfe.

steuert werden (Seite 13), ist die Homöopathie eine sehr gute Möglichkeit, den Teufelskreis von Verspan-nungen und Schmerzen zu durchbrechen, denn sie be-einflußt den gestörten Regelkreis der Hormone positiv auf energetischem Weg über die Seele. Eine Übersicht, welche Mittel bei Periodenschmerzen in Frage kom-men, finden Sie auf Seite 37.

Periodenschmerzen durch die Spirale
Krampfartige Schmerzen während der Periode können auch durch eine verrutschte Spirale verursacht werden, wenn sie in die Nähe des inneren Muttermunds ge-

■ Zum Arzt!

langt. In diesem Fall ist ein Besuch beim Frauenarzt notwendig, der die Spirale wahrscheinlich entfernt und durch eine neue ersetzt.

Grenzen der Selbstbehandlung
Eine eher seltene Form der Primären Dysmenorrhoe sind sehr starke Schmerzen von Beginn der ersten Re-gelblutung an, die mit jeder Periode schlimmer wer-den. In diesem Fall sollten Sie auf eine Selbstbehand-lung verzichten und sich unbedingt frauenärztlich un-tersuchen lassen, da die Ursachen ein falsch angelegter

oder verschlossener Muttermund oder eine doppelt angelegte Gebärmutter sein können. Diese Fehlbildungen verhindern, daß das Blut abfließen kann, und es kommt mit jeder neuen Periode zu immer stärkeren Bauchkrämpfen, da sich die Menge des gestauten Bluts bei jedem Zyklus vermehrt. Eine solche Fehlbildung wird normalerweise durch eine einfache Operation korrigiert, und die Schmerzen verschwinden danach sofort.

Auch im Fall einer Sekundären Dysmenorrhoe sollten Sie sich unbedingt frauenärztlich untersuchen lassen, sofern sich die Schmerzen trotz Selbstbehandlung nach drei Tagen nicht gebessert oder sogar verschlimmert haben – die Schmerzen können der Hinweis auf eine Eierstockzyste (Seite 93), ein Myom (Seite 93) oder eine Endometriose (Seite 92) sein. In diesem Fall ist eine begleitende homöopathische Behandlung sinnvoll, wichtig aber ist, daß Sie sich zur Kontrolle regelmäßig frauenärztlich untersuchen lassen. Nur so kann festgestellt werden, ob eine Besserung eintritt. Vor allem bei Eierstockzysten, die in seltenen Fällen bösartig werden können, muß dies durch den Frauenarzt ausgeschlossen werden, bevor Sie mit einer homöopathischen Selbstbehandlung beginnen.

TIP
▼
Einigen Frauen hilft
Bewegung gegen
Periodenschmerzen.
Probieren Sie es
aus.

Herpes, Ausschlag

Herpes genitalis ist eine äußerst unangenehme Hauterkrankung, die durch das Herpes-simplex-II-Virus verursacht wird und bei körperlicher oder seelischer Belastung immer wieder ausbrechen kann. Bei manchen Frauen ist die Zeit vor und während der Periode der Auslöser, bei anderen sind es Unterkühlung, ein fieberhafter Infekt oder beruflicher oder familiärer Streß.

Eine Herpesinfektion zeigt sich zunächst durch ein Kribbeln an der betroffenen Stelle; danach bilden sich rasch kleine, mit Flüssigkeit gefüllte Bläschen, die brennen oder jucken und in den meisten Fällen äußerst schmerzhaft sind. Nach ein bis zwei Wochen trocknen die Bläschen aus und verschwinden wieder. Weitere Beschwerden – vor allem bei einer Erstinfektion – sind geschwollene, gerötete Schamlippen,

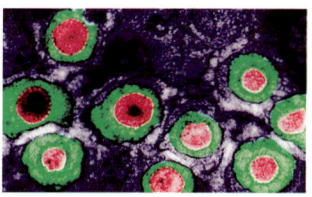

Herpesviren unter dem Mikroskop.

Die in den Herpesbläschen enthaltene Flüssigkeit ist so lange ansteckend, bis die Bläschen vollständig ausgetrocknet sind.

schmerzende Lymphknoten in den Leisten, erhöhte Temperatur und Muskel- und Gliederschmerzen wie bei einer Grippe. Manchmal bleibt die erste Herpesinfektion aber auch unbemerkt, wenn sich die Bläschen in der Scheide oder am Muttermund ausbreiten. Weitere Bläschenausschläge, die einer Herpesinfektion ähneln, sind etwa eine Pilzerkrankung oder eine bakterielle Entzündung der Schamlippen.

Grenzen der Selbstbehandlung
Vor allem wegen der möglichen Ansteckungsgefahr sollten Sie bei Verdacht auf eine Herpes- oder eine andere Bläscheninfektion die genaue Ursache durch Ihren Frauenarzt klären lassen. Neben chemischen oder pflanzlichen Salben und Tabletten, die die Vermehrung des Virus aufhalten, können Sie bei Herpes genitalis, aber auch bei anderen Bläscheninfektionen sehr gut homöopathische Mittel zur Linderung der Beschwerden einsetzen. Welche Mittel in Frage kommen, finden Sie auf Seite 39.

Herpes während der Schwangerschaft
Wenn Sie schon einmal Herpes genitalis hatten und schwanger sind, informieren Sie bitte unbedingt Ihren Frauenarzt darüber, ebenso, wenn Herpes genitalis erstmals im Verlauf der Schwangerschaft auftritt. Offene Herpesbläschen zum Zeitpunkt der Geburt können eine Indikation für einen Kaiserschnitt sein, damit das Neugeborene mit seinem noch schwach ausgebildeten Immunsystem nicht durch die Viren im Geburtskanal angesteckt werden kann.

Juckreiz

Vor allem Hauterkrankungen sprechen oft gut auf eine homöopathische Therapie an.

Juckreiz im Genitalbereich kann durch eine Infektion mit Pilzen (etwa Candida albicans, Seite 92), Geschlechtskrankheiten (Clamydien oder Trichomonaden, Seite 29), eine Virusinfektion wie Feigwarzen und Condylome (Seite 92) oder eine bakterielle Infektion (Aminkolpitis, Seite 92) verursacht werden.
Ebenso kann eine Hauterkrankung wie Neurodermitis oder Schuppenflechte Auslöser für den Juckreiz sein. Weitere Möglichkeiten sind sowohl Parasiten wie Filzläuse, Flöhe oder Würmer als auch ein Hormonmangel, durch den die Haut austrocknet. (Zu häufiges) Waschen mit (parfümierter) Seife oder Waschlotionen beziehungsweise Allergien auf Seife, Lotionen und Intim-

sprays sind weitere mögliche Gründe für Juckreiz im Genitalbereich, ebenso mangelnde Sauberkeit, feuchte Slipeinlagen mit luftundurchlässiger Plastikbeschichtung, Vaginalduschen oder zu selten gewechselte Tampons. Auch nicht ausreichend gespülte Slips, die noch Waschpulver enthalten, können die empfindliche Haut im Genitalbereich reizen. Manche Frauen reagieren außerdem mit Juckreiz auf das Chlorwasser im Schwimmbad oder die spermienabtötende Beschichtung von Kondomen.

Zum Arzt!
Bei Juckreiz in den Brustwarzen sollten Sie umgehend Ihren Frauenarzt aufsuchen, da es sich dabei um ein sehr frühes Anzeichen von Brustkrebs handeln kann. Hartnäckiger Juckreiz im Genitalbereich kann auch durch einen beginnenden Schamlippenkrebs verursacht werden.

Grenzen der Selbstbehandlung
Sofern nicht ein äußerlicher Grund die Ursache für den Juckreiz ist, oder der Juckreiz nach einer homöopathischen Selbstbehandlung nicht innerhalb von drei Tagen verschwindet – alle Mittel, die in Frage kommen, finden Sie auf Seite 39 –, sollten Sie sich in jedem Fall möglichst bald von Ihrem Frauenarzt untersuchen lassen, da der Juckreiz, vor allem wenn er mit Ausfluß verbunden ist, Ausdruck sehr unterschiedlicher Erkrankungen sein kann.
Wenn es sich etwa um eine sexuell übertragbare Erkrankung handelt (Juckreiz nach ungeschütztem Geschlechtsverkehr mit einem neuen Partner, Seite 29), muß natürlich mit einem Antibiotikum behandelt werden, damit es nicht zu einer Ausbreitung der Keime kommt. Auch der Partner muß untersucht und eventuell behandelt werden.

Ursachen für Juckreiz in jedem Fall vom Arzt klären lassen!

Ausfluß (Fluor vaginalis)

Als Ausfluß bezeichnet man die Flüssigkeit, die zwischen zwei Monatsblutungen aus der Scheide tritt und durchsichtig, milchig-weiß, gelb-bräunlich, grün oder sogar blutig sein kann. Ausfluß ist mild oder scharf, dünn- oder dickflüssig, fadenziehend, geruchlos oder übelriechend und macht entweder keine Beschwerden oder verursacht Wundsein, Jucken und Brennen.

Normaler Ausfluß

Normaler Ausfluß ist hormonell bedingt.

Normaler Ausfluß besteht aus einer Kombination von abgeschilferten Zellen der Scheidenwände, abgestorbenen Milchsäurebakterien der Scheide und der Flüssigkeit, die von den Drüsen am Muttermund oder am Scheideneingang (Bartholinsche Drüsen) abgesondert wird. Er ist in den meisten Fällen geruch- und farblos – kann sich aber beim Trocknen auf dem Slip gelb verfärben – und verursacht keinerlei Beschwerden.

Normaler Ausfluß wird durch den hormonellen Kreislauf gesteuert, das heißt, er verändert sich im Verlauf des monatlichen Zyklus (Seite 13). Zur Zeit des Eisprungs ist er klar, fadenziehend und reichlich – ein Zeichen dafür, daß besonders viel Östrogen ausgeschüttet wird –, nach dem Eisprung wird er weniger, um dann manchmal kurz vor und nach der Blutung wieder zuzunehmen und sich gelb-bräunlich zu verfärben. (Einige Frauen haben eine kurze Blutung während des Eisprungs oder kurz danach braunen bis gelblichen Ausfluß, der aus geringen Mengen alten Bluts besteht.)

Junge Mädchen bekommen meistens erst kurze Zeit vor der ersten Menstruation zum ersten Mal Ausfluß. In den Wechseljahren, wenn die Hormonproduktion nachläßt, wird auch der Ausfluß weniger und die Scheide trockener.

Ausfluß durch Pille oder Spirale

Durch Einnahme der Pille kommt es häufig zu einem kontinuierlichen weiß-gelblichen Ausfluß, was jedoch völlig normal ist. Durch die Spirale wird der Ausfluß außerdem meistens reichlicher – auch das ist durchaus üblich –, weist aber sonst die gleichen Unterschiede im Zyklusverlauf auf.

Hilfe durch die Homöopathie

Zu den Keimen, die in Absprache mit dem Frauenarzt erfolgreich und ohne Risiko homöopathisch behandelt werden können, gehören Gardnerellabakterien, Colibakterien, Enterokokken und Candida-Pilze.

Grenzen der Selbstbehandlung

Ausfluß, der Beschwerden wie Wundsein, Jucken oder Brennen verursacht, grün-gelb ist und/oder unangenehm riecht, sollte in jedem Fall frauenärztlich untersucht werden, wenn die homöopathische Selbstbehandlung nach spätestens drei Tagen keinen Erfolg gebracht hat. Er wird meistens durch Bakterien (etwa Gardnerella), Pilze (Candida, Seite 92) oder Darmkeime (Colibakterien) verursacht, die schwerwiegende Folgeerkrankungen mit sich bringen können. So kann etwa eine verschleppte bakterielle Scheidenentzündung zu einer Eileiterentzündung führen, die wiederum Verklebungen und anschließende Unfruchtbarkeit (Sterilität) zur Folge haben kann.

Geschlechtskrankheiten

Eine weitere mögliche Ursache für Ausfluß, der Beschwerden wie Wundsein, Brennen oder Jucken verursacht, sind sexuell übertragbare Erkrankungen (auch STD = sexually transmitted diseases genannt). Zu den häufigsten Keimen, die ausschließlich durch Geschlechtsverkehr übertragen werden können, gehören Chlamydien, Gonokokken (Tripper), Trichomonaden und Lues (Syphilis).

Antibiotika
Einige STD-Erkrankungen sind meldepflichtig und müssen auch von homöopathisch ausgerichteten Ärzten zunächst antibiotisch behandelt werden.

Bei jedem Verdacht auf STD – etwa bei Ausfluß nach sexuellem Kontakt mit einem neuen Partner – dürfen Sie keine Selbstbehandlung vornehmen, sondern sollten umgehend Ihren Frauenarzt aufsuchen. Bei STD werden grundsätzlich Antibotika gegeben; außerdem ist unbedingt eine Partnerbehandlung notwendig, um einen Ping-Pong-Effekt, also eine ständige Neuinfektion zu vermeiden.

■ **Sofort zum Arzt**

Im Anschluß an die Behandlung empfehle ich die Nachbehandlung durch einen erfahrenen Homöopathen. Er kann die unangenehmen Nebenwirkungen des Antibiotikums, das auch die gesunden Bakterien in der Scheiden- und Darmflora abtötet, so daß die Immunkraft geschwächt wird und die Infektanfälligkeit wächst, durch eine Konstitutionsbehandlung und Nosoden wieder aus dem Körper »ausleiten« (Seite 8).

Prämenstruelles Syndrom (PMS)

		Die passenden Mittel
Stimmungs-veränderung	»Putzfimmel«	Sepia D6 (Seite 80)
	depressive Verstimmung	Chamomilla D6 (Seite 52)
		Lycopodium D6 (Seite 66)
		Natrium muriaticum D6 (Seite 68)
		Pulsatilla D6 (Seite 75)
		Sepia D6 (Seite 80)
	weinerlich	Phosphor D6 (Seite 72)
		Pulsatilla D6 (Seite 75)
		Sepia D6 (Seite 80)
	gereizt, empfindlich	Chamomilla D6 (Seite 52)
		Lycopodium D6 (Seite 66)
		Natrium muriaticum D6 (Seite 68)
		Nux vomica D6 (Seite 70)
		Sepia D6 (Seite 80)
	aggressiv	Chamomilla D6 (Seite 52)
		Nux vomica D6 (Seite 70)
		Sepia D6 (Seite 80)
	traurig	Nux vomica D6 (Seite 70)
		Sepia D6 (Seite 80)
	verzweifelt	Graphites D6 (Seite 57)
		Sepia D6 (Seite 80)
		Veratrum album D6 (Seite 89)
	unruhig	Chamomilla D6 (Seite 52)
		Viburnum opulus D6 (Seite 90)
Bauch-schmerzen	Kopf- und Rückenschmerzen; Frösteln	Calcium carbonicum D6 (Seite 50)
	Bauchkrämpfe; verschwinden mit Beginn der Periode	Lachesis D6 (Seite 63)
		Sanicula D6 (Seite 78)
	Scheidenkrämpfe bis zum zweiten Tag der Periode	Magnesium phosphoricum (Seite 67)
	heftig, krampfartig, ziehend; unerträglich; stechende Schmerzen in den Eierstöcken	Viburnum opulus D6 (Seite 90)
Kopfschmerzen	Bauch- und Rückenschmerzen; Frösteln	Calcium carbonicum D6 (Seite 50)
	von Nacken und Halswirbelsäule ausgehend; verschwinden mit Beginn der Periode	Cimicifuga D6 (Seite 54)
	berstend; verschwinden mit Beginn der Periode	Lachesis D6 (Seite 63)
	Migräne; vor, während und nach der Periode	Natrium muriaticum D6 (Seite 68)
	stechend; vor und während der Periode	Sepia D6 (Seite 80)
	Rückenschmerzen	Sulfur D6 (Seite 85)

Prämenstruelles Syndrom (PMS)

Die passenden Mittel

Rücken-schmerzen	Calcium carbonicum D6 (Seite 50)
	Cimicifuga D6 (Seite 54)
	Ignatia D6 (Seite 59)
	Kalium carbonicum D6 (Seite 61)
	Natrium muriaticum D6 (Seite 68)
	Nux vomica D6 (Seite 70)
	Pulsatilla D6 (Seite 75)
	Rhus toxicodendron D6 (Seite 77)
	Sepia D6 (Seite 80)
	Sulfur D6 (Seite 85)
	Viburnum opulus D6 (Seite 90)
Blasen-, Rachen- und Brustschmerzen	Senecio aureus D6 (Seite 79)
Wasser-einlagerungen im Gewebe	Apis mellifica D6 (Seite 44)
	Acidum nitricum D6 (Seite 43)
	Calcium carbonicum D6 (Seite 50)
	Lachesis D6 (Seite 63)
	Nux vomica D6 (Seite 70)
	Phosphor D6 (Seite 72)
	Sepia D6 (Seite 80)
Nasenbluten	Bryonia D6 (Seite 49)
	Pulsatilla D6 (Seite 75)
Erbrechen	Nux vomica D6 (Seite 70)
Schwitzen	Thuja D6 (seite 87)
Akne	Sepia D6 (Seite 80)

Zyklusbedingte Brustbeschwerden

Die passenden Mittel

vor der Periode	geschwollene, heiße, harte Brüste	Bryonia D6 (Seite 49)
	heiße, geschwollene, harte empfindliche Brüste	Calcium carbonicum D12 (Seite 50)
	schmerzende Brüste; Brüste knotig und hart	Calcium fluoratum D6 (Seite 51)
	geschwollene, berührungsempfindliche Brüste; Schmerzen beim Gehen	Lac caninum D6 (Seite 63)
	scharfe Schmerzen, vor allem in der linken Brust und unter dem linken Arm	Lilium tigrinum D12 (Seite 65)
	Brust, Blasen- und Rachenschmerzen, die mit Beginn der Periode verschwinden	Senecio aureus D6 (Seite 79)
während der Periode	geschwollene, heiße, harte Brüste	Bryonia D6 (Seite 49)
	geschwollene, berührungsempfindliche Brüste; Schmerzen beim Gehen	Lac caninum D6 (Seite 63)
	berührungsempfindliche und/oder entzündete Brustwarzen	Chamomilla D6 (Seite 52)
	schmerzende, kalte, druckempfindliche Brüste	Medorrhinum D200 (Seite 90)
	(linke) Brust geschwollen und hart	Silicea D12 (Seite 83)
während des gesamten Zyklus	geschwollene, harte Brüste; wunde, rissige Brustwarzen; Blasen auf den Brustwarzen	Graphites D6 (Seite 57)
	empfindliche, blutende Brustwarzen	Hamamelis D6 (Seite 58)
	rissige, brennende, schmerzende Brustwarzen	Sulfur D6 (Seite 85)
während des Eisprungs	Spannungsgefühl in den Brüsten	Cimicifuga D6 (Seite 54)
vor der Pubertät	(linke) Brust geschwollen und hart	Pulsatilla D6 (Seite 75)
	juckende Brüste, vor allem abends und nachts	Rhus toxicodendron D6 (Seite 77)
Milchfluß	ohne schwanger zu sein oder zu stillen	Borax D4 (Seite 48)
		Lac caninum D12 (Seite 63)
		Pulsatilla D6 (Seite 75)

Zu häufige Periode

Die passenden Mittel

normale Blutung	Periode kommt alle 10 Tage; Scheide und Schamlippen wund	Hepar sulfuris D6 (Seite 58)
	dunkles, fadenziehendes, klumpiges Blut; geschwollene Schamlippen	Magnesium phosphoricum D6 (Seite 67)
zu starke Blutung	wäßriges, scharfes, wundmachendes Blut	Acidum nitricum D6 (Seite 43)
	dunkles, klumpiges Blut	Argentum nitricum D6 (Seite 45)
	dunkles, scharfes, wundmachendes Blut; Erschöpfung; starkes Verlangen nach Geschlechtsverkehr, brennende Schmerzen	Arsenicum album D6 (Seite 45)

Zu häufige Periode

Die passenden Mittel

zu starke Blutung

klumpiges hellrotes oder normales Blut; starke Bauchkrämpfe; Magenschmerzen, Übelkeit	Borax D3 (Seite 48)
dunkles, klumpiges, übelriechendes Blut; Periode dauert zu lange	Bryonia D6 (Seite 49)
helles klumpiges Blut; kälteempfindlich; nächtliches Schwitzen; Periode dauert zu lange	Calcium carbonicum D6 (Seite 50)
dunkles, klumpiges Blut	Chamomilla D6 (Seite 52)
je stärker die Blutung, desto stärker die Schmerzen; Kopfweh oder Migräne; Depressionen; helle Blutung nach der Periode	Cimicifuga D6 (Seite 54)
fast schwarzes Blut; kolikartige Schmerzen; Schwäche	Cocculus D6 (Seite 55)
starke Blutung mit klumpigem, schwarzem Blut; Krämpfe; Verlangen nach Geschlechtsverkehr	Coffea D6 (Seite 56)
dunkles, klumpiges, übelriechendes Blut	Ignatia D12 (Seite 59)
helles, übelriechendes Blut; Periode dauert zu lange; starke Rücken- und Kreuzschmerzen	Kalium carbonicum D12 (Seite 61)
Blutung nur im Liegen; gestörtes Hörvermögen	Kreosotum D6 (Seite 62)
helles, scharfes, übelriechendes Blut; gußartige Blutung	Lac caninum D12 (Seite 63)
helles Blut; fließt nur im Gehen	Lilium tigrinum D6 (Seite 65)
helles, scharfes, wundmachendes Blut; Periode dauert zu lange; Kältegefühl; Juckreiz	Lycopodium D6 (Seite 66)
helles, wäßriges Blut; Periode dauert zu lange; starke Bauchkrämpfe	Millefolium D6 (Seite 68)
helles, wäßriges Blut; Kopfschmerzen, Migräne	Natrium muriaticum D6 (Seite 68)
dunkles, klumpiges, übelriechendes Blut; Periode dauert zu lange	Medorrhinum D200 (Seite 90)
dunkles, klumpiges Blut; Periode dauert zu lange; Verstopfung	Nux vomica D6 (Seite 70)
sehr helles, manchmal klumpiges Blut; stoßweise Blutung; eiskalte Hände und Füße; Periode dauert zu lange	Phosphor D6 (Seite 72)
dunkles, klumpiges Blut; Periode dauert zu lange	Platinum D6 (Seite 74)
helles, scharfes, wundmachendes Blut; Periode dauert zu lange	Rhus toxicodendron D6 (Seite 77)
helles, wäßriges, klumpiges Blut; Blutung bei Bewegung; gußartige Blutung	Sabina D4 (Seite 78)
übelriechendes Blut; Senkungsgefühl	Sepia D6 (Seite 80)
helles, übelriechendes Blut; eisige Kälte	Silicea D6 (Seite 83)
dunkles, scharfes, wundmachendes, übelriechendes Blut; Periode dauert zu lange	Sulfur D6 (Seite 85)
Blutung kann auch zu selten sein; vor der Periode Schweißausbrüche	Thuja D6 (Seite 87)
helles Blut; teilweise klumpig	Ustilago maydis D6 (Seite 88)

Zu häufige Periode

Die passenden Mittel

zu starke Blutung	helles Blut; Erschöpfung; kalter Schweiß	Veratrum album D6 (Seite 89)
	helles, klumpiges Blut; Durchfall; häufiges Wasserlassen mit viel Urin	Viburnum opulus D3 (Seite 90)
zu schwache Blutung	helles, übelriechendes Blut, starke Rücken- und Bauchschmerzen	Kalium carbonicum D6 (Seite 61)
	wäßriges hellrotes Blut; Kopfschmerzen, Migräne	Natrium muriaticum D6 (Seite 68)
	dunkles, klumpiges Blut	Nux vomica D6 (Seite 70)
	Periode dauert zu lange oder zu kurz; dickes, klumpiges Blut; einmal helles, einmal dunkles Blut; Durchfall	Pulsatilla D6 (Seite 75)
	dunkles, dickflüssiges, scharfes, wundmachendes Blut; Periode dauert zu lange	Sulfur D12 (Seite 85)
	Blutung kann auch zu selten sein; vor der Periode Schweißausbrüche	Thuja D6 (Seite 87)

Regelmäßige zu starke/zu schwache Periode

Die passenden Mittel

zu starke Periode	klumpiges, dunkles Blut	Argentum nitricum D6 (Seite 45)
	Periode dauert zu lange; Frieren	Calcium carbonicum D6 (Seite 50)
	helles Blut; fließt bei plötzlicher Bewegung	Erigeron D3 (Seite 56)
	dunkles, langsam fließendes Blut	Hamamelis D3 (Seite 58)
	scharfes, wundmachendes Blut; Blutung kann auch zu schwach sein	Lycopodium D6 (Seite 66)
	hellrotes, wäßriges, klumpiges Blut	Sabina D6 (Seite 78)
zu schwache Periode	Blutung nur alle zwei Tage; Periode zu kurz	Apis mellifica D6 (Seite 44)
	Blutung kann auch zu stark sein	Argentum nitricum D6 (Seite 45)
	Blutung nur tagsüber	Causticum D6 (Seite 51)
	scharfes, wundmachendes Blut; Blutung kann auch zu stark sein	Lycopodium D6 (Seite 66)
	übelriechendes Blut; fließt nicht bei Wärme; Periode zu kurz; Bauchkrämpfe, die sich mit Einsetzen der Blutung bessern	Lachesis D6 (Seite 63)
	Blutung nur beim Gehen; hört bei Ruhe auf	Lilium tigrinum D6 (Seite 65)

Zu seltene Periode

Die passenden Mittel

normale Blutung	zuerst wäßriges, später dunkles klumpiges Blut	Sanicula D6 (Seite 78)
zu starke Blutung	Senkungsgefühl	Aurum D6 (Seite 67)
	unregelmäßige Periode	Calcium fluoratum D6 (Seite 51)
	helles, klumpiges, übelriechendes Blut; Blutung nur tagsüber	Causticum D6 (Seite 51)
	je stärker die Blutung, desto stärker die Schmerzen; Kopfweh oder Migräne	Cimicifuga D6 (Seite 54)
	dunkles, klumpiges, übelriechendes Blut	Ignatia D12 (Seite 59)
	helles But; gußartige Blutung; Bauchschmerzen, die mit Einsetzen der Blutung besser werden	Lachesis D12 (Seite 63)
	helles, scharfes, wundmachendes Blut; Periode dauert zu lange; Kältegefühl; Juckreiz	Lycopodium D6 (Seite 66)
	helles, wäßriges Blut; Kopfschmerzen, Migräne	Natrium muriaticum D6 (Seite 68)
	helles Blut; Periode dauert zu lange	Phosphor D6 (Seite 72)
	helles Blut; Periode dauert zu lange; Senkungsgefühl	Platinum D6 (Seite 74)
	Perioden sind unterschiedlich: mal dunkles, mal helles Blut	Pulsatilla D6 (Seite 75)
	helles, scharfes Blut; Periode dauert zu lange	Rhus toxicodendron D6 (Seite 77)
	dunkles, scharfes, wundmachendes, übelriechendes Blut; Periode dauert zu lange	Sulfur D12 (Seite 85)
	Blutung kann auch zu häufig sein; vor der Periode Schweißausbrüche	Thuja D6 (Seite 87)
	helles Blut; teilweise klumpig	Ustilago maydis D6 (Seite 88)
	helles Blut; Erschöpfung; kalter Schweiß	Veratrum album D6 (Seite 89)
	helles, klumpiges Blut; Durchfall; häufiges Wasserlassen mit viel Urin	Viburnum opulus D3 (Seite 90)
zu schwache Blutung	Blutung nur tagsüber	Causticum D6 (Seite 51)
	helles Blut; Übelkeit; Blähungen; Verstopfung	Graphites D6 (Seite 57)
	Juckreiz; Kreuzschmerzen	Kalium carbonicum D6 (Seite 61)
	wäßriges hellrotes Blut; Kopfschmerzen, Migräne	Natrium muriaticum D6 (Seite 68)
	Periode dauert zu lange oder zu kurz; dickes, klumpiges Blut; einmal helles, einmal dunkles Blut; Durchfall	Pulsatilla D6 (Seite 75)
	übelriechendes Blut; Senkungsgefühl; Bauchkrämpfe, stechende Kopfschmerzen	Sepia D6 (Seite 80)
	dunkles, dickflüssiges, scharfes, wundmachendes Blut; Periode dauert zu lange	Sulfur D12 (Seite 85)
	Blutung kann auch zu häufig sein; vor der Periode Schweißausbrüche	Thuja D6 (Seite 87)

Zwischenblutung

Die passenden Mittel

Zwischen-blutungen		
		Chamomilla D6 (Seite 52)
		Lycopodium D6 (Seite 66)
		Silicea D6 (Seite 83)
	nach Anstrengungen	Acidum nitricum D6 (Seite 43)
		Calcium carbonicum D12 (Seite 50)
		Millefolium D3 (Seite 68)
	nach Geschlechtsverkehr	Argentum nitricum D6 (Seite 45)
		Sepia D6 (Seite 80)
		Ustilago maydis D6 (Seite 88)
	nach sexueller Erregung	Sabina D6 (Seite 78)
	während des Eisprungs	Argentum nitricum D6 (Seite 45)
		Borax D6 (Seite 48)
	nach gynäkologischer Untersuchung; nach Berührung des Muttermunds; dunkles, fadenziehendes Blut	Ustilago maydis D6 (Seite 88)
	durch Myom	Erigeron D6 (Seite 56)
		Hamamelis D6 (Seite 58)
		Platinum D6 (Seite 74)
	helles, scharfes, wundmachendes Blut	Argentum nitricum D6 (Seite 45)
		Phosphor D6 (Seite 72)
	dunkles Blut; langsame Blutung	Hamamelis D6 (Seite 58)

Ausbleiben der Periode

Die passenden Mittel

Periode bleibt aus		
		Graphites D6 (Seite 57)
	bis zu einem Jahr ohne organischen Befund	Staphisagria D6 (Seite 84)
	nach Absetzen der Pille	Lachesis D12 (Seite 63)
	nach einer Geburt	Sepia D6 (Seite 80)
	durch Gewichtsverlust	Arsenicum album D6 (Seite 45)
	durch Erkältung	Calcium carbonicum D6 (Seite 50)
	durch nasse Füße	Rhus toxicodendron D6 (Seite 77)
	durch Schock/Schreck	Ignatia D6 (Seite 59)
	durch emotionale Belastung	Natrium muriaticum D6 (Seite 68)
	durch Aufregung, Ärger, Angst	Nux vomica D6 (Seite 70)
	nach Grippe oder anderen Erkrankungen; nach Unterdrückung	Sulfur D12 (Seite 85)
	Nasenbluten anstelle der Periode	Borax D6 (Seite 48)
		Bryonia D6 (Seite 49)
		Erigeron D6 (Seite 56)
		Lachesis D6 (Seite 63)
		Pulsatilla D6 (Seite 75)

Ausbleiben der Periode

Die passenden Mittel

Periode bleibt aus	Nasenbluten anstelle der Periode	Phosphor D6 (Seite 72)
		Senecio aureus D6 (Seite 79)
		Sepia D6 (Seite 80)
	Ziehen im Bauch anstelle der Periode	Pulsatilla D6 (Seite 75)
	Kopfschmerzen anstelle der Periode	Apis mellifica D6 (Seite 44)
		Bryonia D6 (Seite 49)
		Sabina D6 (Seite 78)
	Rückenschmerzen anstelle der Periode	Senecio aureus D6 (Seite 79)
	Ohnmacht anstelle der Periode	Nux vomica D6 (Seite 70)
	Ausfluß anstelle der Periode	Phosphor D6 (Seite 72)
		Senecio aureus D6 (Seite 79)
	verspätete erste Periode bei jungen Mädchen (Menarche)	Causticum D6 (Seite 51)
		Calcium carbonicum D6 (Seite 50)
		Graphites D6 (Seite 57)
		Kalium carbonicum D12 (Seite 61)
		Natrium muriaticum D6 (Seite 68)
		Pulsatilla D6 (Seite 75)
		Senecio aureus D6 (Seite 79)
		Sepia D6 (Seite 80)
		Sulfur D12 (Seite 85)

Periodenschmerzen (Dysmenorrhoe)

Die passenden Mittel

Schmerzen vor und während der Periode	unerträgliche krampfartige oder reißende Bauchschmerzen, die in Rücken und Oberschenkel ausstrahlen	Chamomilla D6 (Seite 52)
	Schmerzen vor der Periode, die sich während der Periode verstärken; unerträgliche ziehende, herabdrängende Schmerzen, die in Rücken und Hüfte ausstrahlen; gürtelartige Schmerzen von Hüfte zu Hüfte; brennende, stechende Schmerzen im rechten Eierstock	Cimicifuga D3 (Seite 54)
	kolikartige Schmerzen in den Eierstöcken; Scheidenkrämpfe bis zum zweiten Tag der Periode; Schmerzen schlimmer bei leichter Blutung	Magnesium phosphoricum D6 (Seite 67)
	vor der Periode Druck und Gefühl der Schwere im Bauch, als würde sie unmittelbar bevorstehen	Pulsatilla D6 (Seite 75)
	Kopfschmerzen; Senkungsbeschwerden	Sepia D6 (Seite 80)
	dumpfe Bauchschmerzen, die in Rücken und Oberschenkel ausstrahlen	Viburnum opulus D2 (Seite 90)
Schmerzen während der Periode	Bauchschmerzen, die in Hüfte, Rücken und Oberschenkel ausstrahlen; starke Blutung	Acidum nitricum D6 (Seite 43)
	Schmerzen im linken Eierstock; Magenbeschwerden	Argentum nitricum D6 (Seite 45)

Periodenschmerzen (Dysmenorrhoe)

Die passenden Mittel

Schmerzen während der Periode		
stechende Schmerzen im Becken, die bis in die Oberschenkel ausstrahlen	Arsenicum album D6 (Seite 45)
krampfartige Bauchschmerzen, die in die Beine ausstrahlen; stechende Schmerzen in den Eierstöcken	Bryonia D6 (Seite 49)
schneidende Schmerzen in der Gebärmutter	Calcium carbonicum D6 (Seite 50)
kolikartige Bauchschmerzen; Schwäche; fast schwarzes Blut;	Cocculus D6 (Seite 55)
starke Bauchkrämpfe; starke Blutung mit klumpigem, fast schwarzem Blut	Coffea D6 (Seite 56)
starke Periode mit Schmerzen im linken Eierstock, in den Hüften, in Blase und Mastdarm sowie beim Wasserlassen; helles Blut	Erigeron D6 (Seite 56)
Schmerzen, wundes Gefühl und Blutandrang im Unterbauch und in den Eierstöcken	Hamamelis D6 (Seite 58)
krampfartige, nach unten ziehende Bauchschmerzen	Ignatia D6 (Seite 59)
starke Rückenschmerzen, schneidende Bauchschmerzen	Kalium carbonicum D6 (Seite 61)
Bauch- und Kopfschmerzen	Lycopodium D6 (Seite 66)
kalte, druckempfindliche Brüste	Medorrhinum D200 (Seite 90)
starke Bauchkrämpfe	Millefolium D6 (Seite 68)
ziehende Bauchschmerzen; Kopfschmerzen, Migräne	Natrium muriaticum D6 (Seite 68)
starke Bauchkrämpfe; Schmerzen im Enddarm	Nux vomica D12 (Seite 70)
starke, nach unten ziehende Bauchkrämpfe	Platinum D6 (Seite 74)
starke, nach unten ziehende Bauchschmerzen	Sabina D6 (Seite 78)
Bauchkrämpfe, Senkungsbeschwerden; Zahnschmerzen; Kopfschmerzen	Sepia D6 (Seite 80)
Schmerzen im Bereich des linken Eierstocks	Thuja D6 (Seite 87)
Schmerzen im Bereich der Eierstöcke	Ustilago maydis D6 (Seite 88)
starke Bauchkrämpfe mit Durchfall und kaltem Schweiß	Veratrum album D6 (Seite 89)

Herpes genitalis, Ausschlag, Juckreiz

Die passenden Mittel

Herpes genitalis	Herpesbläschen an Schamlippen und Scheide	Arsenicum album D 6 (Seite 45) Sepia D12 (Seite 80)
	Herpesbläschen nur an den Schamlippen (wie Ausschlag)	Graphites D6 (Seite 57) Rhus toxicodendron D6 (Seite 77) Sepia D6 (Seite 80)
	starkes Jucken	Acidum nitricum D12 (Seite 43) Kalium bichromicum D6 (Seite 60) Sabina D6 (Seite 78) Silicea D6 (Seite 83) Thuja D6 (Seite 87)
Bläschen-ausschlag (kein Herpes)		Arsenicum album D6 (Seite 45) Borax D6 (Seite 48) Graphites D12 (Seite 57) Kalium bichromicum D6 (Seite 60) Kreosotum D6 (Seite 62) Pulsatilla D6 (Seite 75) Sulfur D12 (Seite 85) Staphisagria D6 (Seite 84) Thuja D6 (Seite 87)
Juckreiz	ohne Ausfluß/ ohne Ausschlag Schamlippen	Acidum nitricum D6 (Seite 43) Apis mellifica D6 (Seite 44) Arsenicum album D6 (Seite 45) Borax D6 (Seite 48) Calcium carbonicum D6 (Seite 50) Coffea D6 (Seite 56) Kreosotum D6 (Seite 62) Lycopodium D6 (Seite 66) Medorrhinum D200 (Seite 90) Natrium muriaticum D6 (Seite 68) Silicea D6 (Seite 83) Staphisagria D6 (seite 84) Sulfur D6 (Seite 85)
	ohne Ausfluß/ ohne Ausschlag Scheide	Acidum nitricum D6 (Seite 43) Kreosotum D6 (Seite 62) Lycopodium D6 (Seite 66) Sepia D6 (Seite 80) Staphisagria D6 (Seite 84) Sulfur D6 (Seite 85)
	am After ohne Ausfluß	Rhus toxicodendron D6 (Seite 77) Sulfur D6 (Seite 85)
trockene Scheide	Schmerzen beim Geschlechtsverkehr	Lycopodium D12 (Seite 66) Natrium muriaticum D12 (Seite 68) Sepia D6 (Seite 80)

Ausfluß (Fluor vaginalis)

Die passenden Mittel

scharf, wundmachend	bräunlich; wäßrig; übelriechend fadenziehend, juckend	Acidum nitricum D6 (Seite 43)
	weiß; dick	Aurum D6 (Seite 47)
	reichlich; wäßrig oder dick; übelriechend	Arsenicum album D6 (Seite 45)
	nachts auftretend	Causticum D6 (Seite 51)
	gelb	Chamomilla D6 (Seite 52)
	reichlich; weiß; wäßrig	Graphites D6 (Seite 57)
	gelb, zähflüssig; juckend, brennend	Kalium bichromicum D6 (Seite 60)
	juckend	Kalium carbonicum D6 (Seite 61)
	gelb; übelriechend; juckend; brennend; fadenziehend	Kreosotum D4 (Seite 62)
	bräunlich/gelb-grün; wäßrig; juckend, übelriechend	Lilium tigrinum D6 (Seite 65)
	brennend	Lycopodium D6 (Seite 66)
	übelriechend; wäßrig; juckend; weißlich	Medorrhinum D200 (Seite 90)
	reichlich; wäßrig oder dickflüssig	Natrium muriaticum D6 (Seite 68)
	weiß; brennend; auch anstelle der Periode	Phosphor D6 (Seite 72)
	weißlich, übelriechend	Sabina D6 (Seite 78)
	gelb-grün oder milchig; juckend; heiße Scheide	Sepia D6 (Seite 80)
	weiß-milchig; übelriechend; beim Wasserlassen	Silicea D6 (Seite 83)
	brennend; juckend	Sulfur D6 (Seite 85)
	weiß; wäßrig; juckend	Viburnum opulus D6 (Seite 90)
übel- riechend	bräunlich; wäßrig; scharf; wundmachend; fadenziehend, juckend	Acidum nitricum D6 (Seite 43)
	reichlich; bräunlich	Apis mellifica D6 (Seite 44)
	wie alter Käse	Hepar sulfuris D4 (Seite 58)
	dunkel; während der Periode	Ignatia D6 (Seite 59)
	gelb; scharf; wundmachend; juckend; brennend; fadenziehend	Kreosotum D4 (Seite 62)
	bräunlich/gelb-grün; wäßrig; juckend, scharf, wundmachend	Lilium tigrinum D6 (Seite 65)
	wie Fischlake; wäßrig; scharf, wundmachend; juckend; weißlich	Medorrhinum D200 (Seite 90)
	weißlich, scharf, wundmachend	Sabina D6 (Seite 78)
	weißlich, wie alter Käse oder Fischlake	Sanicula D6 (Seite 78)
	weiß-milchig, scharf, wundmachend; beim Wasserlassen	Silicea D6 (Seite 83)
wäßrig	bräunlich; übelriechend; scharf; wundmachend; fadenziehend, juckend	Acidum nitricum D6 (Seite 43)

Ausfluß (Fluor vaginalis)

Die passenden Mittel

wäßrig	reichlich; scharf; wundmachend; übelriechend; kann auch dickflüssig sein	Arsenicum album D6 (Seite 45)
	reichlich; weiß; scharf; wundmachend	Graphites D6 (Seite 57)
	bräunlich oder gelb-grün; scharf; wundmachend; juckend	Lilium tigrinum D6 (Seite 65)
	übelriechend; scharf, wundmachend; juckend; weißlich	Medorrhinum D200 (Seite 90)
	reichlich; scharf; wundmachend; auch dickflüssig	Natrium muriaticum D6 (Seite 68)
	bräunlich-blutig	Nux Vomica D6 (Seite 70)
	weiß; scharf, wundmachend, juckend	Viburnum opulus D6 (Seite 90)
juckend	bräunlich; übelriechend; scharf; wundmachend; fadenziehend, wäßrig	Acidum nitricum D6 (Seite 43)
	weiß-durchsichtig; klebrig; wie warmes Wasser	Borax D3 (Seite 48)
	milchig; brennend	Calcium carbonicum D6 (Seite 50)
	weiß; schwächend	Cocculus D6 (Seite 55)
	reichlich; weiß; Blasenreizung	Erigeron D6 (Seite 56)
	weiß, fadenziehend, empfindliche Scheide	Hamamelis D6 (Seite 58)
	gelb, zähflüssig; brennend	Kalium bichromicum D6 (Seite 60)
	scharf, wundmachend	Kalium carbonicum D6 (Seite 61)
	gelb; brennend; scharf; wundmachend; fadenziehend; übelriechend	Kreosotum D4 (Seite 62)
	wäßrig; scharf; wundmachend; bräunlich/gelb-grün	Lilium tigrinum D6 (Seite 65)
	übelriechend; wäßrig; scharf, wundmachend; weißlich	Medorrhinum D200 (Seite 90)
	weiß	Platinum D6 (Seite 74)
	dick; milchig	Pulsatilla D4 (Seite 75)
	gelb-grün oder milchig; scharf; wundmachend; heiße Scheide	Sepia D6 (Seite 80)
	weiß; Bläschenausschlag an den Schamlippen	Staphisagria D6 (Seite 84)
	brennend; scharf; wundmachend	Sulfur D6 (Seite 85)
	gelb-grün oder weiß; dick; mild	Thuja D4 (Seite 87)
	weiß; scharf, wundmachend, wäßrig	Viburnum opulus D6 (Seite 90)
vor dem Eisprung	reichlich; dunkelgelb	Cimicifuga D6 (Seite 54)
vor der Periode	milchig-weiß, brennend; juckend	Calcium carbonicum D6 (Seite 50)
	dick; milchig; wechselnde Konsistenz	Pulsatilla D4 (Seite 75)

Die Mittel von A bis Z

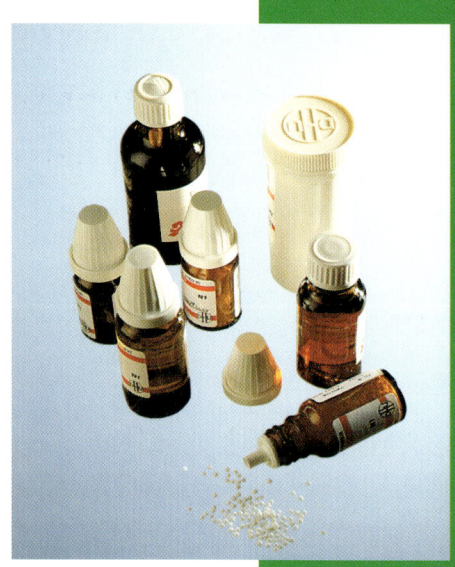

Heute stehen uns unzählige homöopathische Mittel zur Verfügung: die »großen« Konstitutionsmittel, die vom Homöopathen in hohen Potenzen auch zur tiefgreifenden konstitutionellen Behandlung eingesetzt werden, die »kleinen« Mittel, die vor allem zur Behandlung akuter Beschwerden dienen, sowie die Nosoden, die nur unter Anleitung eines Homöopathen verwendet werden dürfen. Entscheidend für eine erfolgreiche Selbstbehandlung ist die Wahl des passenden Mittels sowie die richtige Dosierung und Anwendung.

Acidum nitricum

Sie sind unzufrieden mit Ihrem Leben, mit allem und jedem. Dadurch sind Sie oft gereizt und können dann boshaft, rachsüchtig und starrköpfig werden. Oder Sie geraten in einen Zustand der hoffnungslosen Verzweiflung, bei dem sich Aggressivität und Schwäche – körperlich wie emotional – abwechseln. Sie haben Schwierigkeiten in Ihren Beziehungen zu Ihren Mitmenschen. Sie haben viele Ängste, vor allem im Hinblick auf die eigene Gesundheit und den Tod.

*Acidum nitricum =
Salpetersäure*

Das körperliche Erscheinungsbild

• Sie sind wahrscheinlich im mittleren Alter, haben einen dunklen Teint und brünettes oder dunkles Haar.
• Sie sind dünn, sehnig, mit straffem Gewebe.
• Ihr Kreislauf ist labil. Sie fühlen sich sehr schwach und zittern. Die Muskeln zucken manchmal.
• Sie frieren leicht und erkälten sich oft.
• Sie neigen zu Warzen, Hautrissen und Geschwüren an den Übergängen zwischen Haut und Schleimhaut sämtlicher Körperöffnungen, verbunden mit stechenden, splitterartigen Schmerzen.
• Sie haben großen Hunger und essen viel, magern aber trotzdem ab. Nach dem Essen haben Sie Magenbeschwerden. Sie vertragen keine Milch.
• Nach dem Stuhlgang haben Sie stundenlang reißende Schmerzen in Unterleib und After; Schmerzen auch im Leberbereich. Der Urin riecht übel und ist kalt.
• Sie haben Kopfschmerzen, als ob Sie ein Band um den Kopf hätten, und sind sehr geräuschempfindlich.
• Sie haben Durchfall und Hämorrhoiden.
• Sie haben schlechten Mundgeruch.
• Sie schwitzen leicht und neigen zu Fußschweiß; der Schweiß riecht unangenehm.
• Ihre Beschwerden verschlechtern sich nachts und bei Hitze oder Kälte; sie bessern sich durch Autofahren.

*Zur Erinnerung:
Das Arzneimittelbild
umfaßt stets
die geistige Verfassung,
die seelischen und die
körperlichen Symptome*

Zyklusbeschwerden

• Vor der Periode Wassereinlagerungen im Gewebe.
• Die Periode kommt zu früh und ist zu stark; das Blut ist wäßrig. Bräunlicher Ausfluß nach der Periode. Blut und Ausfluß sind scharf, wundmachend, brennend und übelriechend.

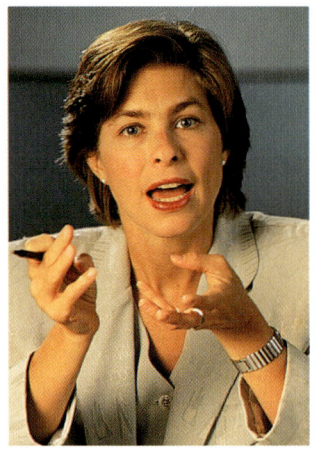

Menschen, die oft unzufrieden sind und gereizt, kann Acidum nitricium helfen.

Apis mellifica = Honigbiene

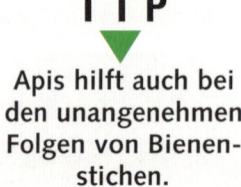

T I P

Apis hilft auch bei den unangenehmen Folgen von Bienenstichen.

• Periodenschmerzen, die in Rücken, Hüfte und Oberschenkel ausstrahlen.
• Nach der Periode Jucken in der Scheide und an den Schamlippen, vor allem durch Kälte, bei Bewegung, nach Geschlechtsverkehr. Nach einer Schwangerschaft kommt die Periode häufiger.

Zyklusunabhängige Beschwerden
• Condylome und Feigwarzen (Seite 92) an Schamlippen und After; die Schamlippen sind wund.
• Aminkolpitis (Seite 92) mit übelriechendem bräunlichem bis fleischfarbenem oder grünlichem durchsichtigem Ausfluß, der wäßrig oder fadenziehend ist und brennt oder juckt.
• Stechende Schmerzen in der Scheide nach Geschlechtsverkehr oder bei Bewegung.
• Herpes genitalis.

Apis mellifica
Sie sind fleißig, emsig-geschäftig und sehr lebhaft. Sie können sich nicht konzentrieren. Auslöser für Ihre Beschwerden können Schreck, Wut oder Ärger sein.

Das körperliche Erscheinungsbild
• Das Gewebe schwillt durch Wassereinlagerungen an.
• Sie ertragen keine Berührung und haben eigentlich niemals Durst.
• Sie bekommen Fieber und wollen sich nachts im Bett aufdecken.
• Sie sind schläfrig, frösteln und schwitzen. Wärme verschlimmert Ihr Befinden.
• Alle Schmerzen fühlen sich brennend, stechend oder wund an. Die Beschwerden bessern sich an der Luft, durch Abdecken und durch Baden in kaltem Wasser.

Zyklusbeschwerden
• Vor der Periode Wassereinlagerungen im Gewebe.
• Die Periode bleibt aus; statt dessen Kopfschmerzen und ein Ziehen nach unten, als ob die Blutung unmittelbar bevorstünde. Große Empfindlichkeit im Bereich der Gebärmutter.
• Die Periode ist zu kurz; die Blutung erfolgt nur jeden zweiten Tag.

Zyklusunabhängige Beschwerden
• Die Schamlippen schwellen an und sind wund; Waschen mit kaltem Wasser erleichtert.
• Zyste am rechten Eierstock (Seite 93).

Argentum nitricum
Sie sind oft melancholisch, gleichzeitig nervös und ständig in Eile. Sie handeln impulsiv, ohne vorher zu überlegen. Die Zeit vergeht Ihnen zu langsam. Sie haben viele unbestimmte Ängste.

Das körperliche Erscheinungsbild
• Sie fühlen sich oft heiß an ohne Fieber zu haben.
• Sie haben ein starkes Verlangen nach Süßem, Salz und Käse.
• Sie leiden an häufigem Aufstoßen und Magenbeschwerden, haben Blähungen und Durchfall.

Zyklusbeschwerden
• Zwischenblutungen während des Eisprungs und/oder nach dem Geschlechtsverkehr mit hellem, scharfem, wundmachendem Blut.
• Die Periode kommt zu früh und/oder ist zu stark; das Blut ist dunkel und klumpig.
• Während der Periode nervöse Magenbeschwerden und Schmerzen im Bereich des linken Eierstocks.

Zyklusunabhängige Beschwerden
• Reichlich übelriechender bräunlicher Ausfluß.

Arsenicum album
Arsen ist häufig angezeigt, wenn Sie viele unterschiedliche Beschwerden haben. In Ihrer Unsicherheit gehen Sie von Arzt zu Arzt, weil Sie Angst haben, daß die Ursache für Ihre Beschwerden etwas Ernsthafteres sein könnte, das

Apis gibt der Arzt manchmal auch bei einer Neigung zu Fehlgeburten in den ersten vier Monaten der Schwangerschaft.

Argentum nitricum = Höllenstein (Silbernitrat)

Der »Argentum nitricum Typ« ist oft melancholisch, gleichzeitig aber auch nervös.

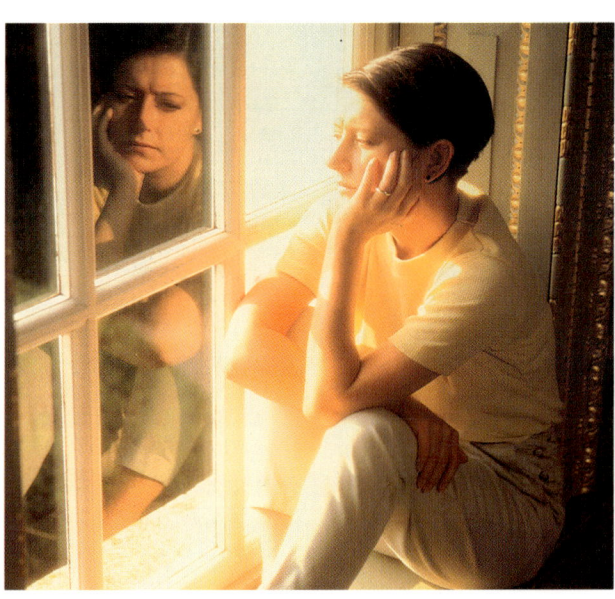

Arsenicum album =
Weißarsenik
(Acidicum arsenicosum)

Arsenicum album ist ein
wichtiges Konstitutions-
mittel (Seite 8)

T I P

▼

Arsenicum album
hilft auch bei wäßri-
gem, wundmachen-
dem Durchfall
aufgrund verdorbe-
ner Nahrung.

noch nicht entdeckt worden ist. Sie schreiben Ihre Symptome auf, damit Sie nichts vergessen. Hinter all Ihren Beschwerden steckt eine tiefgreifende Unsicherheit, denn Sie fühlen sich schutzlos und empfinden die Welt als feindlich. Nichts ist sicher. Sie haben das Bedürfnis nach Gesellschaft, weil Sie große Angst vor dem Alleinsein haben.

Sie haben viele Ängste: vor Krankheit, vor allem vor Krebs, vor dem Tod und vor Mangel. Sie sind sehr ordentlich, was zur zwanghaften Pedanterie werden kann. Sie wollen Dinge und Menschen besitzen und sammeln alles, was später nützlich sein könnte. Sie geben möglichst wenig Geld aus. Um Ihre Zukunft zu sichern, schließen Sie viele Versicherungen ab.

In Ihrer Beziehung denken Sie vor allem an sich selbst. Wenn Sie ehrlich mit sich sind, erkennen Sie, daß alles, was Sie tun und denken, Ihrem eigenen Nutzen dient. Wenn Ihnen etwas Unangenehmes zustößt, sehen Sie sich als Opfer und denken nur an die Folgen für sich selbst.

Schon nach leichter körperlicher Anstrengung sind Sie erschöpft. Durch Ihre Nervosität und innere Unruhe sind Sie ständig in Bewegung, bis Sie dann nicht mehr können.

Das körperliche Erscheinungsbild

• Sie sind schlank und zierlich oder Sie haben Untergewicht. Sie legen großen Wert auf Ihr Äußeres.
• Sie frieren leicht und sind häufig erschöpft.
• Sie haben unstillbaren Durst auf kaltes Wasser, das Sie in kleinen Schlucken trinken.
• Sie ekeln sich häufig vor dem Essen und erbrechen danach; Sie haben oft brennende, schneidende, krampfartige Magenschmerzen, die sich durch kalte Getränke verschlimmern, und Sodbrennen.
• Sie haben häufig wäßrigen Durchfall.
• Sie haben trockene, juckende Haut, vor allem im Winter und bei Kälte, und neigen zu Neurodermitis.
• Sie neigen zu Asthma, vor allem nach Mitternacht, und zu Allergien wie Heuschnupfen.
• Die Beschwerden treten periodisch auf und werden häufig durch Zorn ausgelöst. Sie sind meist auf der rechten Körperseite lokalisiert und nachts, vor allem

nach Mitternacht, schlimmer als tagsüber. Sie verschlimmern sich auch, wenn Sie am Meer sind, nach
dem Essen und bei jeder Anstrengung.
• Alle Schmerzen brennen und werden durch Wärme
gebessert.
• Alle Sekrete sind dünn, scharf und wundmachend.

Zyklusbeschwerden
• Die Periode kommt zu früh und ist zu stark; das
Blut ist dunkel, scharf und wundmachend.
• Während und nach der Periode Erschöpfung und
Schwäche. Gesteigertes Verlangen nach Geschlechts-
verkehr.
• Während der Periode brennende Schmerzen im
Bereich der Eierstöcke und stechende Schmerzen im
Becken, die bis in die Oberschenkel ausstrahlen.
• Ausbleiben der Periode, vor allem bei Gewichts-
abnahme.

Zyklusunabhängige Beschwerden
• Reichlich scharfer, brennender, übelriechender Aus-
fluß, der dünn- oder dickflüssig sein kann.
• Wunde, juckende Schamlippen.
• Herpes genitalis; Geschwüre mit nässenden Papeln.
• Roter, brennender nesselartiger Ausschlag.

■ **Zum Arzt!**

Aurum metallicum
Sie neigen zu Depressionen, sind hoffnungslos und
hegen vielleicht Selbstmordgedanken. Nachdem Sie
lange aktiv und erfolgreich waren, haben Sie Ihre
Vitalität verloren. Sie reagieren empfindlich auf Geräusche.

*Aurum metallicum =
Gold*

Das körperliche Erscheinungsbild
• Sie haben Wassereinlagerungen vor allem in der
unteren Körperhälfte und hinter dem Brustbein.
• Sie haben hohen Blutdruck und Herzklopfen, even-
tuell auch nächtliche Herzschmerzen.
• Vor allem nachts haben Sie Kopfschmerzen, die von
innen nach außen drücken.
• Sie haben großen Appetit und viel Durst; nach dem
Essen müssen Sie aufstoßen.
• Sie haben Verstopfung oder nächtlichen Durchfall.

Zyklusbeschwerden
• Die Periode kommt zu spät und ist zu stark.

Zyklusunabhängige Beschwerden
• Dicker weißer, wundmachender Ausfluß; rote, geschwollene Schamlippen.
• In der Scheide stichartige Schmerzen und Hitzegefühl.
• Scheidenmuskelkrämpfe (Vaginismus).
• Myom (Seite 93) mit Senkungsgefühl.
• Unfruchtbarkeit.

■ **Zum Arzt!**

Borax

*Borax =
Natrium biborat*

Auffallend ist Ihre große Angst vor dem Hinunterfallen und allen nach unten führenden Bewegungen wie etwa Flugzeuglandungen, Schaukeln, Treppen hinuntergehen oder Hinlegen. Sie erschrecken leicht und reagieren äußerst empfindlich auf plötzliche laute Geräusche, etwa Donnergrollen, und sind schnell gereizt.

Das körperliche Erscheinungsbild
• Nach dem Essen bekommen Sie Blähungen.
• Sie neigen zu Durchfall mit Koliken; der Stuhl ist grün und übelriechend.
• Beim Wasserlassen verspüren Sie einen heißen brennenden Schmerz in der Harnröhrenöffnung.
• Im Mund haben Sie viele kleine Aphthen, die beim Essen ein Hitzegefühl und Blutungen verursachen, verbunden mit einem bitteren Geschmack im Mund.
• Sie neigen zu Akne, Schuppenflechte, Herpes und Geschwüren.
• Die Beschwerden verschlimmern sich bei naßkaltem Wetter.

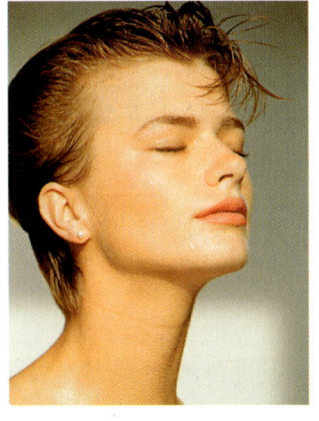

Ängstlich und empfindlich sind Menschen, für die Borax geeignet ist.

Bei Unfruchtbarkeit
Borax wird vom Homöopathen auch oft bei Sterilität aufgrund eines hormonellen Ungleichgewichts eingesetzt. Wenn sowohl die seelischen als auch die körperlichen Symptome zutreffen, kann das Mittel einen Eisprung auslösen.

Zyklusbeschwerden
• Die Periode kommt zu früh und ist zu stark; das Blut ist klumpig. Krampfartige Bauchschmerzen, die ins Kreuz ausstrahlen, Übelkeit und Magenschmerzen.
• Nach der Periode schlechtes Allgemeinbefinden.

Zyklusunabhängige Beschwerden
• Weißer, durchsichtiger, brennender, klebriger Ausfluß, der wie Hühnereiweiß oder Kleister aussieht und
sich wie warmes Wasser anfühlt; schlimmer während
des Eisprungs.
• Ekzeme oder Aphthen an den Schamlippen, juckende Schamlippen.
• Geschwollene Klitoris mit stechenden Schmerzen.
• Milchfluß aus beiden Brüsten ohne schwanger zu
sein oder zu stillen.

■ **Zum Arzt!**

Bryonia
Sie sind reizbar und cholerisch und wollen Ihre Ruhe
haben. Wenn Sie angesprochen werden, reagieren Sie
mürrisch und ärgerlich. Es fehlt Ihnen an Selbstvertrauen; Sie machen sich große Sorgen um Ihre Finan-
zen und zweifeln an Ihrer Genesung.

*Bryonia =
Weiße Zaunrübe
(Bryonia dioica)*

Das körperliche Erscheinungsbild
• Sie haben sehr viel Durst und ein ausgeprägtes
Trockenheitsgefühl im Mund.
• Sie haben übergroßen Hunger, wobei Ihnen das
Essen wie ein Stein im Magen liegt.
• Morgens beim Aufstehen leiden Sie an Übelkeit und
Schwäche.
• Ihre Lippen sind außergewöhnlich trocken und
rissig.
• Die Gelenke sind geschwollen, rot und heiß.
• Ihre Beschwerden bessern sich durch Druck, Ruhe,
Kühle und Liegen auf der betroffenen Seite; sie ver-
schlimmern sich durch Bewegung, Wärme, Zorn und
gegen 21 Uhr.

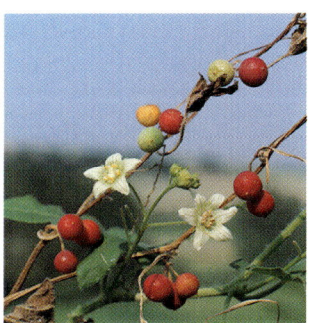

**Aus der Zaunrübe
gewonnen – Bryonia für
etwas »stachelige«
Frauen. »Laß' mich in
Ruhe«, diesen Satz hört
man von ihnen oft.**

Zyklusbeschwerden
• Bauchschmerzen während des Eisprungs.
• Vor und während der Periode geschwollene, schwere,
heiße, harte Brüste.
• Die Periode kommt zu früh, ist zu stark und dauert
zu lange; das Blut riecht übel, ist dunkel und klumpig.
• Während der Periode krampfartige Schmerzen, die
bis in die Beine ausstrahlen. Vor allem im rechten
Eierstock stechende, reißende Schmerzen, die in den
rechten Oberschenkel ausstrahlen.

• Während der Periode Magenschmerzen.
• Ausbleiben der Periode; statt dessen Kopfschmerzen.
• Nasenbluten vor oder anstelle der Periode.

Zyklusunabhängige Beschwerden

■ **Zum Arzt!**

• Unterbauchbeschwerden aufgrund einer akuten Eierstockentzündung.

Calcium carbonicum

Calcium carbonicum = Austernschalenkalk

Aufgrund von Überarbeitung sind Sie sowohl geistig als auch physisch erschöpft. Sie haben viele Ängste, zum Beispiel den Verstand zu verlieren, und sind vergeßlich.

Das körperliche Erscheinungsbild
• Sie haben wahrscheinlich einen hellen Teint und blonde Haare. Sie sind kräftig gebaut und neigen zu Übergewicht und Bindegewebsschwäche.
• Sie schwitzen viel, vor allem an der Stirn und – nachts – auf dem Kopf; Sie haben häufig feuchte Hände.
• Vor allem bei Wetterwechsel neigen Sie zu Erkältungen und Mandel- und Rachenentzündungen.
• Sie haben ein starkes Verlangen nach Eiern, Salz und Süßigkeiten. Sie vertragen weder Milch noch Fett.
• Sie neigen zu einem übersäuerten Magen mit saurem Erbrechen oder häufigem Aufstoßen. Der Bauch ist aufgetrieben, der Stuhl riecht sauer.
• Sie neigen zu Lymphdrüsenschwellungen und Gallensteinen.

Zyklusbeschwerden
• Vor der Periode Kopf-, Rücken- und Bauchschmerzen; heiße, harte, geschwollene, empfindliche Brüste; Frösteln, Wassereinlagerungen im Gewebe.

Calcium carbonicum ist ein wichtiges Konstitutionsmittel (Seite 8)

• Vor der Periode reichlich weißer milchiger Ausfluß und brennende, juckende Schamlippen.
• Die Periode kommt zu früh, ist zu stark und dauert zu lange; das Blut ist klumpig und hellrot.
• Schneidende Schmerzen in der Gebärmutter; nächtliches Schwitzen; kalte Schweißfüße sowie Genitalschweiß.
• Ausbleiben der Periode aufgrund einer Erkältung.

Zyklusunabhängige Beschwerden
• Weißer, juckender, brennender Ausfluß.
• Myome und Polypen (Seite 93).
• Gebärmuttersenkung (Seite 93).
• Unfruchtbarkeit.

■ **Zum Arzt!**

Calcium fluoratum

Sie haben ein eher hastiges, fahriges Wesen. Sie leiden an schweren Depressionen und fürchten sich vor einer finanziellen Katastrophe.

*Calcium fluoratum =
Flußspat (Calcarea
fluorica)*

Das körperliche Erscheinungsbild
• Sie sind schlank.
• Der Puls geht häufig schnell; Sie schwitzen oft.
• Sie neigen zu Bindegewebsschwäche.
• Sie neigen zu steinharten Drüsen, Schwellungen der Kieferknochen und gelockerten Zähnen.
• Sie neigen zu einer Überfunktion der Schilddrüse.
• Sie haben schmerzhafte Krampfadern.
• Sie haben Analfissuren (Seite 92) und juckende oder brennende Hämorrhoiden. Durch Erschöpfung bekommen Sie Verstopfung und Blähungen, verbunden mit Rückenschmerzen.

Myom
Zur Verkleinerung eines Myoms können Sie nach Absprache mit dem Arzt versuchsweise abwechselnd – jedes Mittel 4 Wochen lang – Calcium fluoratum D6, Lapis albus D6, Calcium stibatium sulfuratum D4 und wieder Calcium fluoratum D6 einnehmen. Dosierung: 3mal täglich 5 Globuli oder Tropfen oder 1 Tablette, jeweils 4 Wochen lang.

Zyklusbeschwerden
• Vor der Periode Schmerzen in den Brüsten, die sich knotig und hart anfühlen.
• Die Periode kommt zu früh/zu spät und ist zu stark.

■ **Zum Arzt!**

Zyklusunabhängige Beschwerden
• Myom (Seite 93) mit Senkungsbeschwerden.

■ **Zum Arzt!**

Causticum

Sie haben in Ihrem Leben viel Kummer erlebt und fühlen sich als Opfer von Ungerechtigkeiten. Dadurch besitzen Sie eine ausgeprägte Empfindsamkeit ungerechtem und autoritärem Verhalten gegenüber. Sie sind

*Causticum =
Hahnemanns Ätzstoff
(frisch gebrannter Kalk)*

hochintelligent, sehr sensibel und haben großes Mitgefühl für andere Menschen. Sie weinen sehr schnell wegen Kleinigkeiten oder aus Sympathie für andere. Sie haben Angst vor der Zukunft. Sie leiden an Gedächtnisschwäche und Konzentrationsschwierigkeiten als Ausdruck einer »Lähmung« auf der geistigen Ebene.

Das körperliche Erscheinungsbild
• Sie haben dunkle Haare, dunkle Augen und sehr feine Gesichtszüge. Ihre Haut ist blaß oder gelblich.
• Ihre Bewegungen sind steif und unsicher; Sie stolpern leicht, weil Sie Ihre Muskeln nicht immer unter Kontrolle haben.
• Sie haben häufig Lähmungen, Krämpfe, Zuckungen und Schmerzen wie von elektrischen Schlägen. Nachts können Sie Ihre Beine nicht ruhig halten; Sie haben das Gefühl, als seien die Sehnen verkürzt.
• Sie neigen zu Gelenkbeschwerden, die durch feuchtkaltes Wetter gebessert werden und sich durch trockenes, kaltes Wetter verschlimmern.
• Sie haben ein Verlangen nach Salz und geräuchertem Fleisch; sie vertragen keine Süßigkeiten.
• Sie haben Warzen im Gesicht und an den Fingern.

Zyklusbeschwerden
• Die Periode kommt zu spät; Blutung nur tagsüber mit hellrotem, klumpigem Blut.
• Ausbleiben der Periode.
• Verspätete erste Periode bei jungen Mädchen.

Zyklusunabhängige Beschwerden
• Nachts auftretender sehr scharfer, wundmachender Ausfluß.
• Wenig Verlangen nach Geschlechtsverkehr oder Abneigung dagegen. Frigidität.

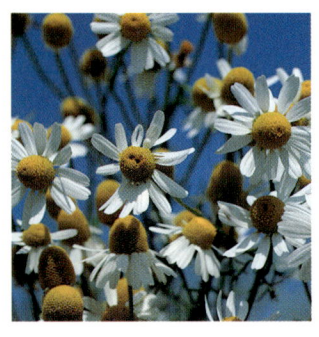

Aus der Kamille gewonnen, hilft Chamomilla ruhelosen, nervösen, eigensinnigen Menschen.

Chamomilla = Kamille (Chamomilla matricaria)

Chamomilla
Sie sind nervös, ruhelos, überempfindlich, eigensinnig, sehr gereizt oder mürrisch. Sie klagen, weinen, stöhnen oder werden wütend, wenn Sie nicht sofort bekommen, was Sie wollen. Sie sind sehr ungeduldig. Werden Sie beim Sprechen unterbrochen, oder spricht man sie an, reagieren Sie schnippisch und abweisend.

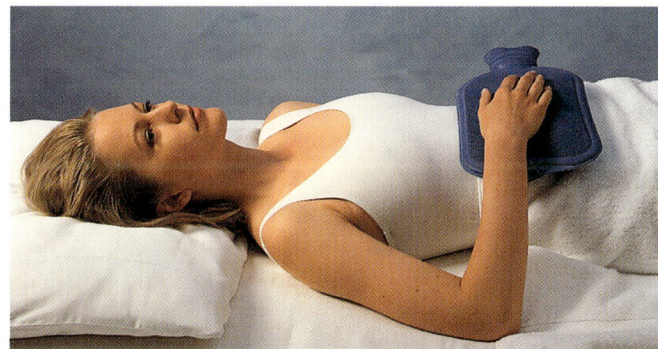

Legen Sie sich bei Koliken eine Wärmflasche auf den Bauch – das hilft.

Das körperliche Erscheinungsbild
• Vor allem nachts schwitzen Sie sehr viel. Das Gesicht ist gerötet und mit heißem Schweiß bedeckt.
• Sie reagieren überempfindlich auf Gerüche.
• Sie haben kolikartige Bauchschmerzen und Blähungen mit schleimigem, grünem Durchfall.
• Sie haben reißende Muskelschmerzen.
• Zorn, Ärger, eine Erkältung oder zu viel Kaffee löst die Beschwerden aus oder verschlimmert sie. Auch Hitze, Wärme (Ausnahme: Koliken, die sich durch Wärme bessern!), im Freien, durch Wind, abends und nachts im Bett verschlimmern sie sich; sie bessern sich durch Umhergehen und warm-feuchtes Wetter.
• Alle Schmerzen sind kolikartig und unerträglich.

Zyklusbeschwerden
• Vor der Periode entweder depressive oder gereizte (explosive) Stimmung und große innere Unruhe.
• Die Periode kommt zu früh und ist zu stark; dunkles, klumpiges Blut.
• Vor und während der Periode unerträglich starke krampfartige oder reißende Bauchschmerzen, die zum Rücken und zur Innenseite der Oberschenkel ausstrahlen oder zum Brustkorb »pressen«.
• Vor und während der Periode entzündete und/oder berührungsempfindliche Brustwarzen.

Zyklusunabhängige Beschwerden
• Scharfer, wundmachender gelber Ausfluß.
• Starke Zwischenblutungen mit dunklem, klumpigem, übelriechendem Blut.

■ **Zum Arzt!**

Cimicifuga =
Wanzenkraut
(Actea racemosa)

Cimicifuga

Sie leiden unter Depressionen bis zum Lebensüberdruß mit innerer Unruhe, Unentschlossenheit und Angst, die sich bis zu Todesangst steigern kann. Sie haben das Gefühl, als schwebe über Ihnen eine schwere schwarze Wolke. Sie zweifeln daran, je wieder gesund zu werden; Sie sind bedrückt, reden aber nicht darüber. Dadurch können Sie nicht einschlafen oder wachen zu früh auf.

Durch Ihre Ruhelosigkeit haben Sie einen starken Bewegungsdrang mit Schwäche und Zittern, oder Sie fühlen sich zerschlagen. Die Erregung bewirkt ständiges Reden, bei dem Sie von einem Thema zum nächsten springen.

In hormonellen Umbruchszeiten

Cimicifuga ist häufig angezeigt in Zeiten hormoneller Umbrüche: vor und während der Periode, in der Pubertät, während der Schwangerschaft und im Wochenbett oder in den Wechseljahren.

Das körperliche Erscheinungsbild

• Sie neigen zu Blässe und haben dunkle Augenringe.
• Sie sind entweder dick oder sehr dünn.
• Sie reagieren empfindlich auf Kälte; Wärme dagegen bessert Ihre Beschwerden.
• Sie neigen zu rheumatischen Gelenk- oder Muskelschmerzen, die sich ständig verändern. Die Muskeln sind nicht zu kontrollieren und zucken.
• Sie neigen zu Durchfall im Wechsel mit Verstopfung.
• Sie vertragen keinen Alkohol.
• Sie haben häufig Kopf- und Nackenschmerzen, vor allem bei Kälte, oder Migräne.
• Ihre Beschwerden bessern sich durch Bewegung an der frischen Luft, trockene Wärme und Hintenüberbeugen; sie verschlimmern sich durch Kälte, Feuchtigkeit, morgens, während der Periode oder durch frisches Brot und Kohl.
• Seelische und körperliche Beschwerden wechseln miteinander ab.

Zyklusbeschwerden

• Kurz vor dem Eisprung Spannungsgefühl in den Brüsten sowie reichlich dunkelgelber Ausfluß.
• Die Periode kommt zu früh/ zu spät und ist zu stark.

• Vor und während der Periode starke herabdrängende, krampfartige oder ziehende Bauchschmerzen, die in Rücken und Hüften ausstrahlen oder gürtelartige Schmerzen von Hüfte zu Hüfte. Brennende, stechende Schmerzen im Bereich des rechten Eierstocks. Je stärker die Blutung, desto stärker die Schmerzen.

• Vor der Periode Kopfschmerzen, als ob die Schädeldecke sich öffne und schließe oder als ob der Kopf wegfliege; schießende Schmerzen von innen nach außen oder linksseitige Stirnkopfschmerzen/Migräne, verbunden mit Frieren.

• Während der Periode Unruhe und Druckgefühl in der Herzgegend; nervöses Herzklopfen oder nächtliches Herzstechen.

• Nach der Periode hellrote Blutung.

Cocculus

Sie sind wahrscheinlich blond, in einem Pflegeberuf tätig oder pflegen zu Hause einen Kranken. Vielleicht sind Sie unverheiratet und/oder kinderlos. Sie gelten als romantisch. Sie sind traurig, vielleicht nach einer seelischen Verletzung, und fühlen sich innerlich leer.

Cocculus = Indische Kockelskörner (Anamirta cocculus)

Das körperliche Erscheinungsbild
• Sie leiden an Übelkeit und Rückenschmerzen.

• Sie fühlen sich schwindlig und haben Kopfschmerzen im Hinterkopf.

• Sie haben eine Abneigung gegen Essen und einen metallischen Geschmack im Mund.

• Sie verlangen nach kalten Getränken, etwa Bier.

• Der Bauch ist aufgetrieben und fühlt sich an, als sei er mit scharfen Steinen gefüllt.

• Die Glieder fühlen sich zittrig und schwach an. Die Knie knacken bei Bewegung.

• Die Beschwerden verschlimmern sich beim Autofahren.

Zyklusbeschwerden
• Die Periode kommt zu früh und ist zu stark; das Blut ist schwarz.

• Während der Periode ausgeprägte Schwäche.

• Während der Periode kolikartige Schmerzen in der Gebärmutter, als ob sie zusammengepreßt würde.

Zyklusunabhängige Beschwerden
• Reichlich weißer Ausfluß, verbunden mit allgemeiner Schwäche.

Coffea

Coffea = ungeröstete Kaffeebohnen (Coffea arabica)

Sie sind fröhlich und leicht erregbar. Sie haben eine schnelle Auffassungsgabe und geschärfte Sinne. Sie neigen zu schnellem Handeln und stecken voller Ideen. Dadurch sind Sie unruhig, ständig in Eile, haben oft Herzklopfen und können abends nur schwer einschlafen.

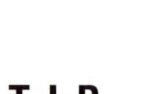

T I P

Coffea hilft auch bei Beschwerden, die nach zu viel Kaffeegenuß auftreten!

Das körperliche Erscheinungsbild
• Sie sind wahrscheinlich groß und hager mit gebeugter Haltung und haben einen dunklen Teint.
• Sie haben sehr viel Hunger.
• Sie leiden an Kopfschmerzen, als ob ein Nagel in den Kopf getrieben würde.
• Sie haben das Gefühl von trockener Hitze im Gesicht.

Zyklusbeschwerden
• Die Periode kommt zu früh, ist zu stark und dauert zu lange. Blutungen mit große Klumpen schwarzen Bluts.
• Krampfartige Schmerzen im Unterleib. Großes Verlangen nach Geschlechtsverkehr.
• Empfindliche, juckende Schamlippen.

Erigeron

Erigeron = Kanadisches Berufkraut (Erigeron canadensis)

• Sie schwanken zwischen Euphorie und Antriebslosigkeit.
• Sie fühlen sich wie zerschlagen und können sich auf nichts konzentrieren.
• Obwohl Sie nachts tief schlafen, wachen Sie morgens unausgeschlafen auf.
• Sie haben klopfende Stirnkopfschmerzen.
• Sie neigen zu Magen- und Darmbeschwerden mit saurem Aufstoßen und mit Blähungen.

Zur Regulierung von Blutungen
Durch Erigeron werden Blutungen ausgelöst und reguliert. Es wird vom Arzt auch in der Schwangerschaft verordnet, wenn es zu Blutungen nach Bewegung und körperlicher Anstrengung kommt.

• Sie leiden abwechselnd sowohl an Verstopfung als auch an Durchfall.
• Sie haben Gallenbeschwerden im rechten Oberbauch.

Zyklusbeschwerden
• Die Periode ist zu stark; hellrotes Blut, das verstärkt bei Bewegung fließt.
• Während der Periode Schmerzen im linken Eierstock und in den Hüften; Schmerzen auch in der Blase, beim Wasserlassen und im Enddarm. Blähbauch und anhaltender Durchfall. Blutiger Urin.
• Die Periode bleibt aus; statt dessen Nasenbluten.

Zyklusunabhängige Beschwerden
• Reichlich weißer Ausfluß, verbunden mit einer Reizung der Harnblase.
• (Zwischen-)Blutungen aus der Gebärmutter durch Myom (Seite 93); gußartige Blutungen mit hellem, heißem Blut, die sich durch Bewegung verstärken.

Graphites
Sie sind unentschlossen und langsam; ohne Bewegung werden Sie jedoch unruhig und fahren dann plötzlich in die Höhe. Sie sind besorgt und niedergeschlagen.

Das körperliche Erscheinungsbild
• Sie sind etwas übergewichtig und blaß (anämisch = blutarm).
• Sie haben häufig Erkältungen und frösteln leicht.
• Sie vertragen weder heiße Getränke noch Süßigkeiten und haben eine Abneigung gegen Fleisch.
• Sie neigen zu Hautausschlägen und Ekzemen, auch hinter dem Ohr, die nach dem Kratzen eine klebrige, klare, gelbe Flüssigkeit absondern.
• Ihre Augenlider sind rot und geschwollen.
• Sie haben brüchige, deformierte Nägel.
• Sie leiden an chronischem übelriechendem Durchfall oder an Verstopfung mit aufgetriebenem Bauch.
• Sie haben Analfissuren und Hämorrhoiden.
• Sie haben Gewebeverhärtungen und dicke Narben.
• Die Beschwerden verschlimmern sich nachts, durch nasse Füße oder durch Kratzen; sie bessern sich durch Essen, an der frischen Luft und durch Bewegung.

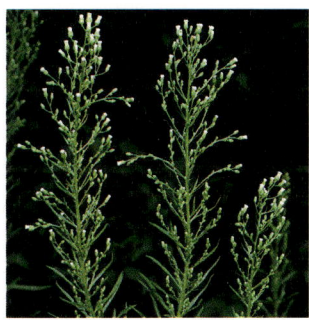

Das Kanadische Berufkraut – die Ursubstanz von Erigeron, hilft Frauen, die zu Magen-Darm-Beschwerden neigen.

■ **Zum Arzt!**

Graphites = Reißblei

Zyklusbeschwerden

• Die Periode kommt zu spät oder bleibt aus und ist zu schwach; helles Blut. Morgenübelkeit, Blähungen und Verstopfung.
• Verspätete erste Periode bei jungen Mädchen.
• Geschwollene, harte Brüste. Die Brustwarzen sind wund und rissig, es bilden sich Blasen.

Zyklusunabhängige Beschwerden

■ **Zum Arzt!**

• Viel weißer, wäßriger, wundmachender Ausfluß.
• Myome (Seite 93) und Eierstockzysten (Seite 93).
• Kein Verlangen nach Geschlechtsverkehr.

Hamamelis virginica

Hamamelis virginica =
Virginische Zaubernuß
(Hamamelis virginiana)

• Sie neigen zu Krampfadern, die leicht anschwellen und berührungsempfindlich sind, sowie zu schmerzhaften, blutenden Hämorrhoiden mit einem rauhen Gefühl im After.
• Offene Wunden bluten sehr stark. Nach dem Blutverlust fühlen Sie sich schwach.
• Sie haben Schmerzen in der Lendenwirbelsäule, die in Bauch und Beine ausstrahlen.

Zyklusbeschwerden

• Unterleibschmerzen zur Zeit des Eisprungs.
• Die Periode ist zu stark; dunkles, langsam fließendes Blut. Schmerzen und ein wundes Gefühl im Bereich der Eierstöcke mit Blutandrang in Form von Klopfen oder plötzlichem Spannungsgefühl.
• Die Brustwarzen sind empfindlich und bluten.
• Zwischenblutungen mit dunklem Blut.

Zyklusunabhängige Beschwerden

• Weißer, fadenziehender, juckender Ausfluß.
• Krämpfe in den Scheidenmuskeln (Vaginismus).
• (Zwischen-)Blutungen aus der Gebärmutter durch Myom (Seite 93) oder Endometriose (Seite 92) mit nach unten ziehenden Rückenschmerzen.

■ **Zum Arzt!**

Hepar sulfuris

Hepar sulfuris =
Kalkschwefelleber

• Sie sind ein ausgesprochener Morgenmuffel und können morgens sehr reizbar sein. Sie neigen zu Jähzorn, sind häufig unzufrieden mit sich selbst und haben viele unbestimmte Ängste. Kälte und Schmerzen sind Ihnen unerträglich.

Das körperliche Erscheinungsbild

• Sie leiden häufig an Entzündungen und Vereiterungen, vor allem der Haut und der Lymphdrüsen. Die Schmerzen sind splitterähnlich; die leichteste Berührung ist schmerzhaft. Offene Wunden heilen schlecht.

Erkrankungen der Haut heilen schlecht

• Sie neigen zu periodisch auftretender Nesselsucht und – bei Kälte – zu Herpesinfektionen.
• Sie schwitzen viel; der Schweiß riecht sauer.
• Sie haben stechende Kopfschmerzen überall im Kopf.
• Sie verlangen nach sauren oder scharfen Speisen, vor allem nach Essig und Wein.
• Sie haben häufig trägen Stuhlgang mit sauer riechendem Stuhl oder Durchfall.
• Beim Wasserlassen müssen Sie lange warten, bis der Urin fließt. Etwas Restharn bleibt in der Blase zurück. Der Harn ist scharf und wundmachend. Die Harnröhrenöffnung ist häufig entzündet und gerötet.
• Sie neigen zu rheumatischen Beschwerden.
• Alle Beschwerden bessern sich durch Wärme.

Zyklusbeschwerden

• Die Periode kommt zu häufig (etwa alle 10 Tage); der gesamte Schambereich ist wund.
• Verspätete erste Periode bei jungen Mädchen.

Zyklusunabhängige Beschwerden

• Weißer Ausfluß, der wie alter Käse riecht.
• Abszesse an den Schamlippen (Seite 92) mit großer Berührungsempfindlichkeit und scharfen, splitterartigen Schmerzen.

■ **Zum Arzt!**

Ignatia

Sie sind sehr sensibel, haben eine rasche Auffassungsgabe und können schnell handeln. Im Berufsleben stehen Sie Ihre »Frau« und vertreten die Emanzipation, weil Ihnen die Prinzipien einleuchten. Sie sind stolz auf sich und daß Sie Ihr Leben so gut »im Griff haben«. Gleichzeitig haben Sie aber eine tief vergrabene romantische Seite, die mit Ihrer jetzigen Lebensgestaltung in Konflikt gerät. Wenn Sie dann unerwartet ein

Ignatia = Ignatiusbohne (Strychnos Ignatii)

seelischer Kummer trifft, Sie sich von jemandem beleidigt fühlen oder plötzlich berufliche Schwierigkeiten auftreten, brechen Sie zusammen, bekommen Krämpfe und können hysterisch werden. Hunderte von Gedanken gehen Ihnen dann durch den Kopf, Sie werden reizbar, launisch und schroff und fühlen sich nicht in der Lage zu antworten, wenn Sie angesprochen werden. Nachdem Sie den Schock überwunden haben, leiden Sie unter neuralgischen Schmerzen und verhärten sich innerlich. Sie tragen Ihren Kummer mit sich alleine aus und wollen nicht darüber sprechen. Auch in der Beziehung zum Partner sind Sie verletzlich und reagieren wechselhaft – mal sind Sie freundlich, dann wieder abweisend. Wenn Sie weinen, schluchzen Sie tief.

Das körperliche Erscheinungsbild
Ignatia ist ein wichtiges Konstitutionsmittel (Seite 8)

• Sie sind wahrscheinlich schlank und dunkelhaarig.
• Sie frieren leicht.
• Sie neigen zu Magenbeschwerden.
• Sie neigen zu trockenen Hustenanfällen, die durch Rauchen verschlimmert werden.
• Sie neigen zu krampfartigen, nach oben schießenden Stichen in Enddarm und After.
• Sie leiden an berstenden, pulsierenden oder stechenden Kopfschmerzen mit Blutandrang zum Kopf, die sich durch Bücken bessern.
• Alle Beschwerden verschlimmern sich durch Kälte, Aufregung, Anstrengung oder Berührung; sie bessern sich durch Wärme.

Zyklusbeschwerden
• Die Periode kommt zu früh oder zu spät und ist zu stark; klumpiges, fast schwarzes, übelriechendes Blut.
• Krampfartige, nach unten drängende Schmerzen.
• Dunkler, übelriechender Ausfluß.

Kalium bichromicum
Kalium bichromicum = Kaliumbichromat

• Sie sind eher hellhäutig und übergewichtig.
• Sie neigen zu Nasennebenhöhlenentzündungen und Katarrhen.
• Alle Sekrete oder Absonderungen sind zäh, fadenziehend und klebrig.

• Sie fühlen sich schwindlig und haben Kopfschmerzen.
• Sie leiden an Verstopfung oder Durchfällen. Nach der Mahlzeit liegt das Essen schwer im Magen.
• Sie haben abwechselnd Rheuma- und Magenbeschwerden.
• Alle Schmerzen wandern ständig von einem Ort zum anderen. Alle Beschwerden verschlimmern sich morgens und bei heißem Wetter.

Zyklusunabhängige Beschwerden
• Gelber, zähflüssiger Ausfluß.
• Juckende, brennende Schamlippen, verbunden mit Verlangen nach Geschlechtsverkehr.
• Senkungsgefühl der Gebärmutter und der anderen inneren Organe (Seite 93).

Kalium carbonicum
Sie sind sehr reizbar und leiden an Ihren wechselnden Stimmungen und Ihrer häufigen Niedergeschlagenheit. Sie sind unruhig und unzufrieden.
Sie haben ein sehr ausgeprägtes Pflichtbewußtsein, sind ordentlich und korrekt. In Ihren Gedanken und Ansichten sind Sie unbeugsam.
Sie haben häufig ein Angstgefühl im Magen und wollen dann nicht allein gelassen werden.
Auf Schmerzen reagieren Sie außerordentlich empfindlich.

Das körperliche Erscheinungsbild
• Sie fühlen sich sehr schwach
• Sie vertragen keine Kälte, schwitzen aber viel.
• Sie haben häufig Rückenschmerzen.
• Nach Zugluft bekommen Sie Kopfschmerzen; beim Drehen des Kopfes wird Ihnen schwindlig.
• Sie leiden an saurem Aufstoßen und Übelkeit.
• Sie haben juckende, stechende, brennende Hämorrhoiden.
• Sie neigen zu Verstopfung.
• Die Beine geben bei geringster Anstrengung nach und schmerzen; auch die Hüften tun weh.
• Die Beschwerden bessern sich bei warmem Wetter und durch Bewegung.

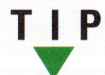

T I P

Kalium bichromicum hilft sowohl bei akuten als auch bei chronischen Beschwerden.

Kalium carbonicum = Kaliumcarbonat

Zyklusbeschwerden
• Die Periode kommt zu früh, ist zu stark und dauert zu lange, oder sie kommt zu spät und ist zu schwach.
• Das übelriechende Blut ist hellrot.
• Während der Periode starke Rückenschmerzen, die bis in das Gesäß ziehen, und schneidende Bauchschmerzen, die in die Schamlippen und den Brustkorb ausstrahlen.
• Verspätete erste Periode bei jungen Mädchen.

Zyklusunabhängige Beschwerden
• Scharfer, wundmachender, juckender Ausfluß.
• Abneigung gegen Geschlechtsverkehr; alle Beschwerden verschlimmern sich danach.

Kreosotum

Kreosotum = Buchenholzteer

Sie sind vergeßlich, launisch und reizbar. Musik bringt Sie zum Weinen, und Sie bekommen Herzklopfen. Sie träumen vom Wasserlassen.

Das körperliche Erscheinungsbild
• Sie spüren ein Pulsieren im Körper.
• Der Bauch ist aufgetrieben.
• Sie haben schlechte Zähne und einen fauligen Mundgeruch; Wasser schmeckt bitter.
• Sie haben brennende Hämorrhoiden.
• Der Urin riecht unangenehm.
• Sie leiden an Gelenkschmerzen, vor allem in der Hüfte und den Knien.
• Alle Beschwerden bessern sich durch Wärme und Bewegung; sie verschlimmern sich durch Liegen und im Freien.

Zyklusbeschwerden
• Die Periode kommt zu früh, ist zu stark und dauert zu lange.
• Im Sitzen oder Gehen hören die Blutungen auf und setzen im Liegen wieder ein.
• Während der Periode läßt das Hörvermögen nach; es summt und dröhnt in den Ohren.
• Die Augenlider sind dick geschwollen.
• Nach der Periode brennender Ausschlag an Schamlippen und Scheide.

Zyklusunabhängige Beschwerden
• Scharfer, wundmachender, fadenziehender gelber Ausfluß. Stark juckende Schamlippen mit brennenden Schmerzen und ausgeprägter Schwellung; Jucken auch zwischen Schamlippen und Oberschenkel.

Lac caninum
Sie sind niedergeschlagen und aggressiv. Sie haben Angst, daß Ihre Erkrankung unheilbar ist. Sie träumen von Schlangen. Sie sind sehr vergeßlich.

Lac caninum = Hundemilch

Das körperliche Erscheinungsbild
• Sie fühlen sich sehr schwach und erschöpft.
• Sie leiden häufig an Schnupfen und Mandelentzündungen, wobei die Entzündung von der linken zur rechten Seite wechselt.
• Sie neigen zu rechtsseitigen Ischiasbeschwerden.
• Sie haben oft Rückenschmerzen, wobei die Wirbelsäule sehr berührungsempfindlich ist.
• Die Kiefer knacken beim Essen.
• Alle Schmerzen wechseln von der linken zur rechten Seite und umgekehrt.
• Die Beschwerden bessern sich durch Kälte und kalte Getränke; sie verschlimmern sich an einem Tag morgens, am folgenden Tag abends.

T I P

▼

Lac caninum hilft auch bei Brustentzündungen nach der Geburt, wenn die Brüste rot und geschwollen sind und bei Berührung schmerzen, sowie bei zu wenig Milch zum Anregen des Milchflusses.

Zyklusbeschwerden
• Während des Eisprungs sowie vor und während der Periode empfindliche, geschwollene Brüste, die beim Gehen durch die Erschütterung und bei Berührung schmerzen.
• Die Periode kommt zu früh und ist zu stark; gußartige Blutungen mit hellem, scharfem, übelriechendem Blut.

Zyklusunabhängige Beschwerden
• Milchfluß aus den Brüsten ohne schwanger zu sein oder zu stillen.

■ **Zum Arzt!**

Lachesis
Sie sind überreizt und in Aufruhr. Sie vertragen keinerlei Druck oder Einengung, auch nicht im übertragenen Sinn, und haben das Gefühl, in jeder Hinsicht

Lachesis = Buschotter (Lachesis muta)

neuen Raum schaffen zu müssen. Sexualität ist sehr wichtig für Sie.

Sie neigen dazu, von Menschen und Dingen Besitz zu ergreifen, und können sehr eifersüchtig und mißtrauisch sein.

Sie sind intelligent und haben einen regen Verstand; Ihre emotionale Ausstrahlung ist eher unpersönlich.

Sie sind sehr auf sich selbst bezogen und haben häufig ein übersteigertes Selbstbewußtsein. Sie neigen dazu, andere Menschen von Ihrer Meinung überzeugen zu wollen und können sehr streitsüchtig sein. Sie sind sehr gesprächig. Sie gelten als Morgenmuffel.

Wichtiges Frauenmittel

Lachesis ist eines der wichtigsten Frauenmittel und gehört zu den »großen« Konstitutionsmitteln (Seite 8). Bei zyklusbedingten Beschwerden wirkt es besonders gut, wenn es zu Anfang und am Ende der Periode genommen wird.

Das körperliche Erscheinungsbild

• Sie haben einen labilen Kreislauf; Sie neigen zu Herzbeschwerden und hohem Blutdruck.

• Sie haben dunkle Krampfadern und Hämorrhoiden; Hautfarbe und Schleimhäute sind bläulich-rot.

• Sie leiden häufig an Kopfschmerzen mit hämmerndem Druck, die wellenartig kommen und gehen. Die Augen fühlen sich dabei an, als würden sie von innen nach außen gedrückt.

• Sie vertragen keine einengende Kleidung am Hals und um den Bauch.

• Sie vertragen keinen Alkohol.

• Die Beschwerden sind vor allem auf der linken Körperseite lokalisiert oder sie wechseln von links nach rechts. Die Schmerzen sind meistens hämmernd, pulsierend oder brennend.

• Ihre Beschwerden werden verursacht durch unterdrückte Ausscheidungen, enttäuschte Liebe, Einengung, lang anhaltenden Kummer, Eifersucht, unterdrückte Sexualität. Sie verschlimmern sich durch Schlafen, Ruhe, morgens nach dem Aufstehen, feuchte Wärme, Einengung, Berührung und unterdrückte Ausscheidungen; sie bessern sich durch Bewegung und Ausscheidungen, etwa Blutungen, Schweiß, Ausfluß, Husten, Schnupfen, sowie durch Sprechen.

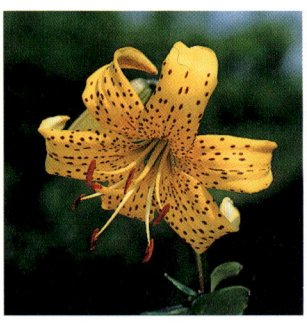

Aus der Tigerlilie wird das Mittel Lilium tigrinum gewonnen, das ruhelosen, ängstlichen Menschen hilft.

Zyklusbeschwerden
• Vor der Periode Unterleibskrämpfe und berstende Kopfschmerzen, die sich mit der Blutung bessern.
• Die Periode kommt zu spät und ist zu stark. Gußartige Blutungen mit übelriechendem Blut; das Blut fließt nicht bei Wärme. Oder die Periode ist zu kurz und/oder zu schwach.
• Ausbleiben der Periode nach Absetzen der Pille, statt dessen Nasenbluten.

Zyklusunabhängige Beschwerden
• Verhärtung, Schwellung oder Zysten am linken Eierstock; die Schmerzen beginnen links und wechseln auf die rechte Seite.
• Unterbauchbeschwerden aufgrund einer akuten Eierstocksentzündung.

■ **Zum Arzt!**

Lilium tigrinum
Sie sind ruhelos, gereizt und von innerer Hast getrieben. Angesichts Ihrer vielen Pflichten haben Sie keine Kraft mehr. Sie sind verzweifelt und voller Angst, weil Sie glauben, schwerkrank zu sein. Sie sind depressiv und weinen oft. Sie haben Angst, verrückt zu werden.

*Lilium tigrinum =
Tigerlilie (Liliaceae)*

Das körperliche Erscheinungsbild
• Sie neigen im Liegen zu Herzklopfen mit Herzschmerzen, als ob das Herz zusammengeschnürt würde; der Schmerz, der keine organische Ursache hat, zieht in den rechten Arm oder der Arm schläft ein.
• Ihr Kreislauf ist labil; in allen Adern pulsiert es.
• Sie haben oft Heißhunger, der Bauch ist aufgetrieben.
• Sie haben ständigen Stuhl- und Blasendrang und häufig Krämpfe im After. Durchfälle treiben Sie morgens aus dem Bett.
• Sie haben starkes Verlangen nach Geschlechtsverkehr, begleitet von schlechtem Gewissen.
• Die Beschwerden verschlimmern sich zwischen 17 und

Frauen, denen Lycopodium (Seite 66) hilft, fällt es schwer, die mit der Ehe verbundenen Verpflichtungen anzunehmen – was sich in sexuellen Störungen äußern kann.

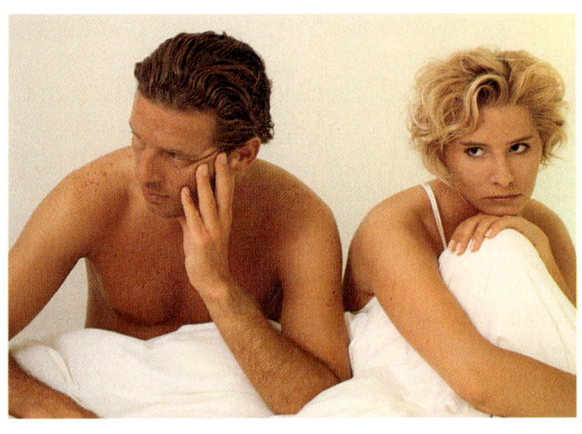

20 Uhr, im warmen Zimmer oder beim Liegen auf der rechten Seite; sie bessern sich durch Reiben der betroffenen Stellen, Gehen an der frischen Luft und Liegen auf der linken Seite.

Zyklusbeschwerden
• Die Periode kommt zu früh und ist zu schwach, manchmal auch zu stark. Helles Blut, das nur beim Gehen fließt, im Liegen jedoch stockt.
• Berührungsempfindlicher Unterleib; nach unten ziehende oder drückende Schmerzen, die bis in die Eierstöcke und die Schamlippen ausstrahlen.

Zyklusunabhängige Beschwerden
• Bräunlicher oder grün-gelblicher wäßriger, scharfer, übelriechender, juckender Ausfluß; wunde, geschwollene Schamlippen.
• Gebärmuttersenkung (Seite 93).
• Scharfe Schmerzen im Bereich der Eierstöcke. Besserung durch Druck oder Überkreuzen der Beine.

■ **Zum Arzt!**

Lycopodium

Lycopodium = Bärlapp
(Lycopodium clavatum)

Sie sind sehr intelligent und von offener, extrovertierter Wesensart. Als Lehrerin, Rechtsanwältin oder in einem anderen öffentlichen Beruf stehend gelten Sie als kompetent und tüchtig. Tief in Ihrem Inneren aber fühlen Sie sich schwach und haben Angst, Ihren Verpflichtungen nicht nachkommen zu können.
Sie sind leicht erregbar; bei Widerspruch werden Sie ärgerlich und zornig. Sie schimpfen und neigen zu körperlicher Aggression.
Sie tendieren zu häufigem Partnerwechsel, um der Verantwortung, die mit einer länger bestehenden Beziehung verbunden ist, aus dem Weg zu gehen. Als verheiratete Frau fällt es Ihnen schwer, die mit der Ehe verbundene Verpflichtung anzunehmen, was sich in sexuellen Störungen äußern kann.
Sie haben mitunter ein starkes Verlangen nach Alleinsein, um weg von Mann und Kindern zu sein. Sie neigen zu Depressionen bis hin zu Selbstmordgedanken und weinen dann grundlos. Sie haben Angst, daß hinter Ihren Beschwerden etwas Ernsthafteres stecken könnte.

Das körperliche Erscheinungsbild
• Sie haben eher schmale Schultern, während Unterkörper und Oberschenkel breit sind. Sie bekommen frühzeitig graues Haar.
• Ihre Gesichtshaut ist gelblich-blaß. Die ersten Falten treten relativ früh auf; besonders ausgeprägt sind die Falten zwischen Mund und Nase.
• Sie legen großen Wert auf Ihre äußere Erscheinung.
• Sie bekommen großen Hunger, wenn Sie nicht zur gewohnten Zeit essen, sind dann jedoch bereits nach wenig Bissen satt. Oder Sie können nicht satt werden – je mehr Sie essen, desto mehr Hunger haben Sie.
• Sie leiden an Verdauungsstörungen und Blähungen.
• Sie neigen zu Wassereinlagerungen im Gewebe und Nierenbeschwerden, vor allem rechts, mit rotem Sand im Urin oder mit Nierensteinen. Der Urin ist trüb.
• Alle Beschwerden beginnen rechts und wechseln auf die linke Seite. Sie verschlimmern sich durch Wärme und Ruhe sowie gegen 16 und 20 Uhr; sie bessern sich durch frische Luft und Bewegung.

Lycopodium ist ein wichtiges Konstitutionsmittel (Seite 8)

Zyklusbeschwerden
• Vor der Periode schlechte Laune und Depressionen. Starkes Frieren; kalte, schwere Füße, aufgetriebener Bauch.
• Die Periode kommt zu früh/zu spät, ist zu stark und dauert zu lange. Hellrotes, wundmachendes Blut.
• Während der Periode Kopf- und Kreuzschmerzen.
• Während der Periode Juckreiz im gesamten Schambereich und an den (geschwollenen) Schamlippen.
• Zwischenblutungen.

T I P

Bei Nierenkoliken – vor allem, wenn die rechte Niere betroffen ist – läßt sich der Schmerz mit Lycopodium D30 schnell lindern (Dosierung und Anwendung: Arzt).

Zyklusunabhängige Beschwerden
• Trockene brennende Scheide.
• Brennender, wundmachender Ausfluß.
• Krampfadern in den Schamlippen.
• Starker Sexualtrieb bis hin zur Nymphomanie.

Magnesium phosphoricum
• Sie haben Kopfschmerzen; Ihr Gesicht ist rot.
• Sie sind erschöpft, frösteln und haben das Gefühl, als ob Ihnen kaltes Wasser über den Rücken liefe.
• Sie haben eine Abneigung gegen Kaffee.

Magnesium phosphoricum = Magnesiumphosphat

• Sie haben Muskelkrämpfe.
• Sie neigen zu krampfartigem, asthmatischem Husten.
• Alle Schmerzen sind krampfartig. Wegen der Schmerzen sind Sie unfähig zu denken; Sie beklagen sich ständig über die Schmerzen.
• Die Beschwerden bessern sich durch Druck und Reiben sowie durch Zusammenkrümmen und Wärme; sie verschlimmern sich durch Bewegung.

Zyklusbeschwerden
• Ein bis zwei Tage vor der Periode und während der Periode nachts kolikartige Schmerzen im Bereich der Eierstöcke sowie Scheidenkrämpfe, die bis zum zweiten Tag der Periode andauern.
• Die Periode kommt zu früh; das Blut ist dunkel, fadenziehend oder klumpig. Die Schamlippen sind geschwollen. Die Schmerzen sind schlimmer bei leichter als bei starker Blutung.

Millefolium = Schafgarbe (Achillea millefolium)

Die »Natrium muriaticum-Frau« zieht sich gern in ihre eigene Welt zurück.

Millefolium
• Sie neigen zu krampfartigen Magen- und Bauchschmerzen. Sie haben stechende Schmerzen rechts in der untersten Rippe.
• Beim Bücken schießt Ihnen das Blut in den Kopf. Sie haben häufig Nasenbluten.
• Sie neigen zu Magenkrämpfen mit brennenden Schmerzen und Erbrechen. Sie leiden an übelriechenden Blähungen und häufigem Harndrang.

Zyklusbeschwerden
• Die Periode kommt zu früh, ist zu stark und dauert zu lange; das Blut ist hellrot und wäßrig.
• Während der Periode starke Bauchkrämpfe.

Natrium muriaticum
Sie sind introvertiert und ziehen sich häufig in Ihre eigene Welt zurück, um sich vor emotionalen Verletzungen zu schützen. Sie sind sehr sensibel, so daß Sie auch den Schmerz anderer Menschen fühlen. Trotzdem werden Sie immer

wieder durch das verletzt, was Sie am meisten lieben, sowohl emotional – beispielsweise durch Probleme mit Mann und Kindern – als auch im physischen Bereich, etwa indem Sie Allergien gegen Ihr Lieblingsessen oder die Sonne entwickeln. Ihren Kummer machen Sie mit sich selbst aus, Trost von außen hilft Ihnen nicht. Vor allem im Frühjahr neigen Sie zu Depressionen. Sie brauchen viel Liebe, lassen dieses Bedürfnis andere aber nicht wissen und leiden insgeheim darunter, wenn Sie die Zuwendung nicht bekommen. Sie sind kein Gourmet, haben aber eine Vorliebe für schöne Dinge und gute Musik. Sie lesen viel, vor allem über Psychologie und Lebenshilfe, oder aber Bücher, durch die Sie sich in Ihrer Phantasiewelt verlieren können. Sie verfügen über große geistige Klarheit und Objektivität. Da Sie sehr stark erscheinen, sind Sie als Beraterin, Seelsorgerin oder Ärztin tätig, wobei Ihr Mitgefühl jedoch oft zum »Helfersyndrom« wird. Sie sind zuverlässig und verschwiegen und haben ein ausgeprägtes Pflichtbewußtsein, das bis zur Übergewissenhaftigkeit oder Pingeligkeit reichen kann. Auch Pünktlichkeit ist Ihnen sehr wichtig. Häufig besteht eine konfliktreiche Beziehung zum Vater (bei Männern eine gestörte Mutterbeziehung). Sie sind nachtragend, vergessen wenig und grübeln immer wieder über die Vergangenheit nach. Sie hätscheln Ihren Kummer und können Haßgefühle gegen jene entwickeln, die Sie verletzt haben. Sie sind leicht gereizt und regen sich über Kleinigkeiten auf.

Natrium muriaticum = Kochsalz (Natrium chloratum)

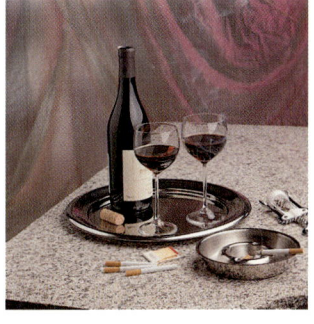

Alkohol und Zigaretten – neben der Arbeit sehr oft die Suchtmittel des »Nux vomica-Menschen«.

Das körperliche Erscheinungsbild
• Trotz Ihres guten Appetits sind Sie schlank bis dünn.
• Sie kleiden sich eher bequem und bevorzugen dunkle, unauffällige Farben.
• Sie haben eine blasse, fette, unreine Haut mit Akne oder Furunkeln. Sie neigen zu juckenden, schuppigen Ekzemen an Haaransatz und Hinterkopf. Sie haben sehr fettiges Haar und leiden an Haarausfall.
• Sie haben eine starke Körperbehaarung.
• Sie neigen zu Herpes labialis (Bläschen an den Lippen und im Mund).
• Ihr Schlafbedürfnis ist sehr groß. Vor allem morgens fühlen Sie sich sehr schwach.

• Sie haben chronischen Schnupfen mit Nasenbluten.
• Sie neigen zu Hämorrhoiden, Verstopfung und trockenem Stuhl oder zu Durchfall mit Blähungen.
• Ihre Beschwerden bessern sich durch Liegen, Schwitzen, Kälte, bei leerem Magen, durch unregelmäßige Mahlzeiten oder Waschen mit kaltem Wasser. Sie verschlimmern sich am Meer, durch Sonne, Wärme, Trost, um 10 Uhr morgens, nach der Periode.

Zyklusbeschwerden

Natrium muriaticum ist ein wichtiges Konstitutionsmittel (Seite 8)

• Vor der Periode Reizbarkeit und Depressionen.
• Die Periode kommt zu spät/zu früh und ist meistens zu schwach, gelegentlich aber auch zu stark. Wäßriges, hellrotes Blut. Während der Periode nach unten ziehende Bauchschmerzen.
• Vor, während und nach der Periode Kopfschmerzen oder Migräne mit hämmernden oder drückenden pulsierenden Schmerzen.
• Während der Periode Depressionen, Schwitzen und Herpes labialis. Verschlimmerung der Beschwerden zum Ende der Periode.
• Ausbleiben der Periode nach emotionaler Belastung.
• Verspätete erste Periode bei jungen Mädchen.

Zyklusunabhängige Beschwerden

■ Zum Arzt!

• Reichlich dickflüssiger scharfer Ausfluß, der wie Eiweiß aussieht. Juckende Schamlippen.
• Gebärmuttersenkung (Seite 93) mit einem schneidenden Gefühl in der Harnröhre.
• Trockene Scheide, die beim Geschlechtsverkehr brennt. Abneigung gegen Geschlechtsverkehr.
• Sexuelle und emotionale Hemmungen. Selbstbefriedigung mit anschließenden Schuldgefühlen. Lesbische Beziehungen; Eßstörungen (Anorexie).

Nux vomica

Nux vomica = Brechnuß (Strychnos nux vomica)

Sie sind intelligent und können Situationen und Menschen schnell einordnen. Sie sind sehr pflichtbewußt und fleißig und beruflich lieber selbständig als angestellt. Ihr großer Ehrgeiz treibt Sie, Tag und Nacht zu arbeiten – Sie sind ein »Workaholic«. Um Ihre Aufgaben bewältigen zu können, greifen Sie zu Suchtmitteln wie Kaffee, Zigaretten und Alkohol. Auch Drogen und Sex gehören zu den Reizmitteln, die Sie brauchen, um sich »aufzupeppen«. Dabei achten Sie weder auf Ihre Gesundheit noch auf das Wohlbefinden Ihrer Mitarbeiter, von denen Sie ebenso viel erwarten wie von sich selbst. Sie übernehmen viel Verantwortung, sind wählerisch und anspruchsvoll. Wenn Sie sich übernommen haben, geben Sie das nicht zu, sondern arbeiten noch mehr, um Ihr Pensum zu schaffen. Sie können Ihre eigenen Grenzen nicht akzeptieren, und neben Ihrer hohen Arbeitsmoral sind andere Maßstäbe kaum von Bedeutung. Irgendwann halten Nerven und Magen dieser Belastung nicht mehr stand, und Sie werden zunehmend gereizter. Wegen der vielen Gedanken, die um die Arbeit kreisen, können Sie nachts kaum schlafen. Sie beschimpfen Familie und Mitarbeiter und werden ungeduldig und zornig. Auch Widerspruch ertragen Sie nicht, und es kann zu körperlichen Aggressionen gegen Mann und Kinder kommen. Menschenmengen machen Ihnen Angst; auch vor der Zukunft und vor dem Tod fürchten Sie sich. Sie haben manchmal einen ängstlichen Gesichtsausdruck.

Nux vomica gehört zu den »großen« Konstitutionsmitteln (Seite 8)

Das körperliche Erscheinungsbild

• Sie sind wahrscheinlich hager und dunkelhaarig. Sie haben eine blasse, fahlgelbe Haut.
• Sie beißen häufig die Kiefer zusammen, so daß Sie davon Muskelkrämpfe bekommen.
• Ihre Hände und Füße sind häufig eiskalt.
• Sie neigen zu Heuschnupfen und allergisch bedingtem Asthma.
• Sie haben häufig pulsierende, berstende, drückende Kopfschmerzen, die vom Nacken ausgehend vor allem im Hinterkopf lokalisiert sind.
• Sie neigen zu Sodbrennen, Magenschleimhautentzündung (Gastritis) und -geschwüren und haben häufig Magenkrämpfe, Brechreiz und Würgen.
• Sie haben oft einen bitteren Geschmack im Mund. Weder Darm noch Blase entleeren sich vollständig.
• Sie haben eine Abneigung gegen Fleisch, verlangen nach fetten, scharfen und gewürzten Gerichten.
• Die Beschwerden verschlimmern sich morgens, durch Bewegung, Berührung, geistige Anstrengung, Wind und nach dem Essen. Sie bessern sich abends,

T I P

Ein »Kater« – Kopfschmerzen durch zuviel Alkohol und/oder Zigaretten – wird mit Nux vomica schnell gebessert, ebenso Koliken, die durch Gallensteine verursacht werden.

im Sitzen, durch Ruhe, feucht-warmes Wetter, starken Druck und kurzes Schlafen.

Zyklusbeschwerden
• Vor der Periode gereizt, zornig oder traurig. Rückenschmerzen, die sich durch feuchtes Wetter bessern; Erbrechen, Wassereinlagerungen im Gewebe, Frösteln. Großes Verlangen nach Geschlechtsverkehr.
• Die Periode kommt zu früh, ist zu stark und dauert zu lange. Oder sie ist zu schwach oder bleibt durch Ärger, Erregung und/oder Angst aus. Das Blut ist dunkel und klumpig. Bei Ausbleiben der Periode Neigung zu Ohnmacht.
• Während der Periode krampfartige Bauchschmerzen, die sich durch Zusammenkrümmen bessern. Starke Schmerzen auch im Enddarm mit Stuhldrang.

Zyklusunabhängige Beschwerden
• Starker Sexualtrieb; nach dem Geschlechtsverkehr Schwächeanfälle und starke Rückenschmerzen.
• Schmutzig-bräunlicher bis blutiger Ausfluß.

Phosphor

Phosphor =
Gelber Phosphor

Sie sind ein gefühlsbetonter Mensch, der leicht zu beeinflussen und sehr verwundbar ist. Sie sind intelligent und feinsinnig. Durch Ihre Warmherzigkeit und Ihr freundliches Wesen, aber auch durch Ihre Extrovertiertheit sind Sie bei anderen sehr beliebt. Ihre Überzeugungen vertreten Sie offen und ehrlich. Sie neigen dazu, alles für bare Münze zu nehmen. Sie neigen zu Narzißmus, können aber auch sehr schüchtern sein. Sie leiden mit Ihren Mitmenschen, so daß die Bedürfnisse anderer Ihnen wichtiger werden als die eigenen Interessen. Sie genießen Gesellschaft, können aber auch gut allein sein, um Ihre Kreativität auszuleben, denn Sie sind auch künstlerisch begabt. Sie können sich leicht in Tagträumen verlieren und sind dann sehr schreckhaft oder zerstreut. Sie sind an Übersinnlichem interessiert, da Sie Stimmungen und Schwingungen schnell wahrnehmen. Sie brauchen sowohl Nähe und Zärtlichkeit als auch Abwechslung und neigen daher zu kurzen Partnerbeziehungen, die Sie leidenschaftlich ausleben. Sie sind sehr sinnlich, haben

ein starkes Verlangen nach
Sexualität und verlieben sich
früh und oft. Sie sorgen sich
um die Gesundheit Ihrer Mitmenschen und um die eigene.
Auch vor der Dunkelheit oder
vor Gewittern haben Sie
Angst, so daß Sie dann drin-
gend Gesellschaft brauchen.

Das körperliche Erscheinungsbild

• Sie sind wahrscheinlich groß
und feingliedrig und haben
eine leicht gebeugte Haltung.
• Sie haben zarte, helle Haut
(Sommersprossen), große, an-
ziehende Augen, feines Haar, rotblond oder dunkel.
• Sie reagieren überempfindlich auf Gerüche, Licht
oder Geräusche und stehen innerlich »unter Strom«.
• Sie spüren oft ein Kribbeln in den Fingern; Arme
und Beine fühlen sich pelzig an.
• Als Kind und junges Mädchen haben Sie an Wachs-
tumsschmerzen gelitten.
• Sie haben häufig Nasenbluten und blaue Flecken.
• Die Haare fallen Ihnen büschelweise aus.
• Sie haben brennenden Durst auf große Mengen kal-
ter Getränke, die Sie aber wieder erbrechen, wenn sie
sich im Magen erwärmt haben.
• Sie haben ein starkes Verlangen nach Salz, Schoko-
lade und anderen Süßigkeiten sowie nach kalter Milch.
Sie haben ständig Hunger, vor allem nachts, und fühlen sich schwach, als hätten Sie einen leeren Magen.
• Sie haben Durchfall oder der Stuhl ist bleistiftdünn.
• Sie haben Hämorrhoiden.
• Ihre Beschwerden lokalisieren sich auf der linken
Seite; alle Schmerzen haben brennenden Charakter.
• Ihre Beschwerden verschlechtern sich durch Wind,
bei Wetterwechsel, durch geistige Anstrengung, Geschlechtsverkehr, warme Speisen und am Abend. Sie
bessern sich durch kalte Speisen und Getränke, Liegen
auf der rechten Seite, nach kurzem Schlafen oder
durch Massieren und Reiben der betroffenen Stellen.

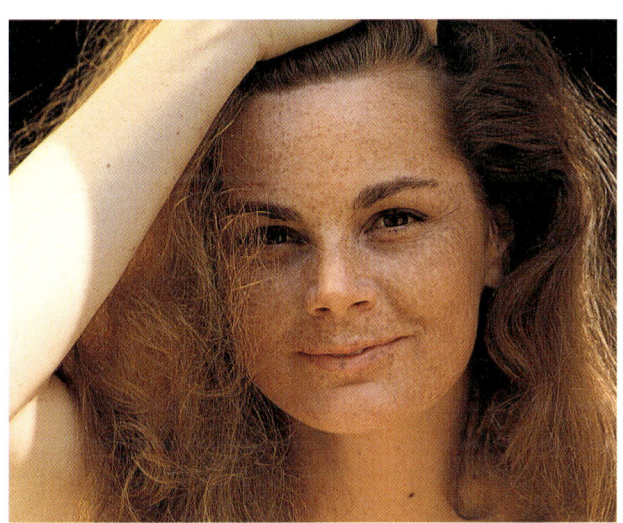

**Gefühlsbetont, verwund-
bar, warmherzig, oft auch
sehr schüchtern – die Frau
vom »Phosphor-Typ«.**

Phosphor ist ein wichtiges Konstitutionsmittel (Seite 8)

Zyklusbeschwerden

- Vor der Periode weinerliche Stimmung.
- Vor der Periode Wassereinlagerungen im Gewebe.
- Die Periode kommt zu früh, ist zu stark und dauert zu lange. Die Blutungen kommen stoßweise; das hellrote Blut ist mitunter klumpig. Während der Blutung sind Hände und Füße oft eiskalt.
- Ausbleiben der Periode; statt dessen weißer, scharfer, wundmachender Ausfluß und/oder Nasenbluten.
- Zwischenblutungen mit hellem, scharfem, wundmachendem Blut.

■ **Zum Arzt!**

Zyklusunabhängige Beschwerden

- Myome (Seite 93) und Condylome (Seite 92).
- Weißer, brennender Ausfluß.
- Unfruchtbarkeit.

Platinum = Platin

Platinum

Sie sind überaus sensibel und leiden an dem Konflikt zwischen Ihrer idealistischen, romantischen Natur und Ihrem starken sexuellen Verlangen, das sie in der Kindheit durch Selbstbefriedigung zu stillen versuchen, als Erwachsene mit wechselnden Partnern, die aber Ihren hohen Ansprüchen niemals gerecht werden. So verlieben Sie sich immer wieder blindromantisch von ganzem Herzen und gehen schnell eine sexuelle Beziehung ein, die jedoch meist weder Ihre intensiven Gefühle noch das sexuelle Verlangen befriedigt. So suchen Sie weiter, werden wiederholt enttäuscht und leiden sehr darunter.
Diese Enttäuschungen führen zu Hochmut, Verachtung und einem übersteigerten Ich-Gefühl, so daß Sie glauben, Sie seien nicht für diese Welt geschaffen, da Sie mehr Liebe zu geben haben als andere Menschen. Dann neigen Sie zu Spiritualität und Idealismus als Flucht.
Sie wollen keine Kinder haben, weil die Welt nicht gut genug ist. Sie haben manchmal das Gefühl, als ob Sie oder Teile von Ihnen größer sind als die Umgebung oder daß die Dinge um Sie herum schrumpfen. Sie sind vergeßlich und haben Angst vor Gespenstern, dem Tod, vor Männern oder daß Ihrer Familie etwas zustoßen könnte.

Das körperliche Erscheinungsbild
• Sie sind zart und schlank bis dünn. Sie haben dunkles oder silbergraues Haar, dunkle Augen, ein rundes Gesicht, einen dunklen Teint und volle Lippen.
• Sie neigen zu Muskelkrämpfen und einem Kribbeln in Armen und Beinen, dabei ist Ihnen kalt.
• Alle Schmerzen kommen und gehen allmählich; sie sind zusammenziehend oder -drückend beziehungsweise betäubend. Bei Kopfschmerzen fühlt sich der Kopf an, als würde er in einen Schraubstock gepreßt.
• Ihre Beschwerden werden durch Schreck, Zorn, unterdrücktes sexuelles Verlangen oder zu viel Sex ausgelöst. Sie verschlimmern sich vor der Periode, durch Fasten, Berührung, Druck oder im Liegen; sie bessern sich durch Gehen, Licht und an der Luft.

Zyklusbeschwerden
• Die Periode kommt zu früh, ist zu stark und dauert zu lange. Das Blut ist dunkel und klumpig.
• Starke, nach unten ziehende Bauchkrämpfe.

Zyklusunabhängige Beschwerden
• Brennende Schmerzen im Bereich der Eierstöcke, verbunden mit Frösteln.

■ Zum Arzt!

• Weißer juckender Ausfluß.
• Verkrampfung der Scheidenmuskeln (Vaginismus).
• Zwischenblutung wegen eines Myoms (Seite 93).

■ Zum Arzt!

Übermäßiges sexuelles Verlangen, verbunden mit Melancholie. Neigung zu lesbischen Beziehungen.

Pulsatilla
Sie gelten als sanft und nachgiebig und haben ein eher mütterliches Wesen. Sie sind sehr schnell traurig, weinen dann beim Sprechen; auch beim Erzählen Ihrer Beschwerden brechen Sie in Tränen aus. Werden Sie dann getröstet, geht es Ihnen sofort besser. Sie sind in Ihrem Wesen sehr wechselhaft und widersprüchlich, was sich auch in den ständig wechselnden Beschwerden ausdrückt. Sie haben gerne andere Menschen um sich und sind sehr von ihrer Sympathie abhängig. Dabei können Sie sehr schüchtern und ängstlich sein und nehmen vieles übel, ohne Ihren Ärger zu zeigen. Sie haben Angst vor der Dunkelheit.

Pulsatilla = Küchenschelle (Anemone pulsatilla)

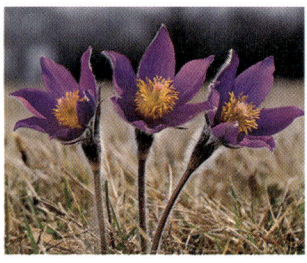

Aus der Küchenschelle wird Pulsatilla gewonnen, das Mittel für sanfte, eher ängstliche Menschen.

Das körperliche Erscheinungsbild

• Sie sind hübsch, eher rund, sehr weiblich und wahrscheinlich blond. Die Muskeln fühlen sich schlaff an.
• Sie haben wenig bis keinen Durst und häufig einen trockenen Mund und trockene Lippen.
• Sie frösteln leicht, wollen aber an die Luft, weil es Ihnen dann besser geht.
• Sie haben eine Abneigung gegen Fleisch und Fettes, verlangen aber nach Butter. Süßes vertragen Sie nicht. Nach dem Essen haben Sie ein Völlegefühl im Magen.
• Sie neigen zu Durchfall und Verstopfung.
• Arme und Beine sind häufig geschwollen.
• Sie neigen zu Gelenkbeschwerden.
• Alle Absonderungen sind dickflüssig und mild.
• Die Beschwerden sind häufig rechts.
• Ihre Beschwerden werden ausgelöst durch Schreck, Erregung und Eifersucht. Sie verschlimmern sich durch Hitze, fettes Essen, Ruhe, im warmen Zimmer, vor und während der Periode und am Abend; sie bessern sich durch Bewegung im Freien, kalte Anwendungen, kalte Getränke (auch ohne Durst) und Trost.

Wichtiges Konstitutionsmittel

Pulsatilla ist ein wichtiges Frauenmittel und zählt zu den »großen« Konstitutionsmitteln (Seite 8). Bei Pulsatilla wechseln die Stimmung wie auch Art und Ort der Beschwerden sehr schnell.

Zyklusbeschwerden

• Vor der Periode weinerliche, gedrückte Stimmung sowie Rückenschmerzen, geschwollene harte Brüste und/oder Nasenbluten.
• Die Periode kommt zu früh oder zu spät und ist sehr schwach; sie dauert zu lange oder zu kurz. Das dicke, klumpige Blut ist einmal hell, einmal dunkel.
• Durchfall während oder nach der Periode.
• Die Periode bleibt aus, statt dessen im Unterbauch ein Druck, als ob die Blutung unmittelbar bevorstünde. Nasenbluten anstelle der Periode.
• Verspätete erste Periode bei jungen Mädchen.
• Vor der Pubertät (linke) Brust geschwollen und hart.

Zyklusunabhängige Beschwerden

• Dicker, milder, milchiger, juckender Ausfluß, vor allem vor der Periode.

• Bläschenausschlag an den Schamlippen.
• Milchfluß aus den Brüsten ohne schwanger zu sein
oder zu stillen.

■ **Zum Arzt!**

Rhus toxicodendron
Es fällt Ihnen sehr schwer, Ihre Gefühle zu zeigen,
weil Sie Angst vor emotionalen Verletzungen haben.
Sie neigen zu festgefahrenen Vorstellungen.
Sie sind häufig teilnahmslos, traurig und depressiv,
was bis zu Selbstmordgedanken gehen kann. Sie sind
ruhelos, müssen sich ständig bewegen.
Nachts überfällt Sie große Angst, die Sie aus dem Bett
treibt. Ihr Kopf fühlt sich schwer an, als ob ein Holz-
brett an der Stirn befestigt wäre.

*Rhus toxicodendron =
Giftsumach (Toxicoden-
dron quercifolium)*

T I P

Rhus toxicodendron
ist häufig auch an-
gezeigt bei Schleim-
hautbeschwerden
sowie bei rheuma-
tischen, mit Steif-
heit verbundenen
Gelenk- und Mus-
kelbeschwerden.

Das körperliche Erscheinungsbild
• Sie haben juckende, brennende, ekzemartige Aus-
schläge mit Schuppenbildung, Bläschen und Eiter-
pusteln auf Haut und Kopfhaut.
• Sie haben eitrig entzündete, geschwollene Augen.
• Auf der Zungenspitze haben Sie ein rotes Dreieck.
• Sie haben einen bitteren Geschmack im Mund.
• Sie haben großen Durst, vor allem auf Milch. Nach
dem Essen sind Sie schläfrig.
• Sie haben Blähungen und (blutigen) Durchfall.
• Sie neigen zu Ischiasbeschwerden, steifen Gliedern
und reißenden Kreuz- und Gelenkschmerzen.
• Die Beschwerden bessern sich durch Bewegung,
Liegen auf einem harten Brett, Wärme und warmes
Wasser; sie verschlimmern sich durch kaltes feuchtes
Wetter, kalte Luft und nach Mitternacht.

Zyklusbeschwerden
• Vor der Periode Rückenschmerzen.
• Die Periode kommt zu früh, ist zu stark und dauert
zu lange; hellrotes, scharfes, wundmachendes Blut.
Die Periode kann ausbleiben, wenn Sie nasse Füße
hatten.

Zyklusunabhängige Beschwerden
• Herpes genitalis mit geschwollenen, wunden, stark
juckenden Schamlippen; geschwollene, schmerzende
Lymphknoten in den Leisten.

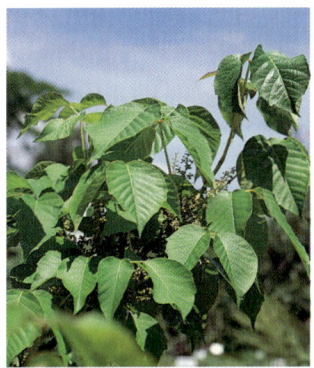

**Giftsumach, die
Ursubstanz von
Rhus toxicodendron.**

• Steifheit in den Beckengelenken.
• Juckreiz an den Brüsten und am After, vor allem abends und nachts.

Sabina

Sabina = Sadebaum (Juniperus sabina)

• Sie sind überempfindlich. Musik ist Ihnen unerträglich und macht Sie nervös.
• Vor allem nachts haben Sie häufigen Harndrang; Pulsieren und Brennen in der Nierengegend.
• Sie leiden an Völlegefühl und Verstopfung sowie an Hämorrhoiden mit reichlich hellrotem Blut.
• Sie haben Sodbrennen und verlangen nach Limonade. Im Mund haben Sie einen bitteren Geschmack.
• Sie haben rheumatische Gelenkschmerzen.
• Alle Beschwerden bessern sich an der frischen Luft; Wärme und Bewegung verschlimmern sie.

Zyklusbeschwerden

Sabina ist ein wichtiges Frauenmittel, das auch bei Rheuma und Gicht hilft.

• Die Periode kommt zu früh, ist zu stark und dauert zu lange; hellrotes wäßrig-klumpiges Blut. Gußartige Blutungen, vor allem bei Bewegung.
• Nach unten ziehende Schmerzen, die in die Oberschenkel und zum Schambein ausstrahlen. Starkes Verlangen nach Geschlechtsverkehr.
• Nach der Periode weißlicher, scharfer, wundmachender, übelriechender Ausfluß.
• Zwischenblutungen mit sexueller Erregung.
• Ausbleiben der Periode, statt dessen berstende Kopfschmerzen, die nur langsam verschwinden.

Zyklusunabhängige Beschwerden

■ **Zum Arzt!**

• Juckende, brennende Feigwarzen an den Schamlippen (Seite 92) oder stechende Schmerzen an der Scheide (Bartholinsche Drüsen, Seite 93).
• Neigung zu Fehlgeburten im dritten Schwangerschaftsmonat.

Sanicula

Sanicula (Wasser von den Sanicula-Fällen in Illinois/USA)

Sie haben keine Energie, sind aber trotzdem sehr ruhelos und dauernd in Bewegung. Dabei beschäftigen Sie sich immer wieder mit etwas anderem und schmieden ständig neue Pläne. Sie sind nervös, gereizt und vergeßlich, haben eine Abneigung sowohl gegen Dunkelheit als auch gegen grelles Licht. Sie fürchten sich vor allen nach unten führenden Bewegungen, etwa davor, eine Treppe hinunterzugehen.

Das körperliche Beschwerdebild
• Nachts im Schlaf schwitzen Sie stark im Nacken und auf dem Kopf. Tagsüber frösteln Sie; Hände und Füße sind eiskalt.
• Beim Autofahren wird Ihnen übel und Sie erbrechen.
• Sie haben Herpes auf der Zunge, die sich geschwollen anfühlt und brennt.
• Sie haben viel Durst und trinken immer wieder geringe Mengen Flüssigkeit, die aber sofort erbrochen wird, wenn sie in den Magen gelangt.
• Der Stuhlgang ist schmerzhaft; dabei gehen große Mengen übelriechenden Stuhls ab, der nur unter großer Anstrengung in kleinen Teilen entleert werden kann und die Haut um After und Damm wund macht. Oder Sie haben Durchfall.
• Fußsohlen und Hände brennen; Sie leiden an übelriechendem Fußschweiß und schwitzenden Händen. Sie haben Ekzeme an Händen und Füßen.

Zyklusbeschwerden
• Vor der Periode ein Gefühl des Nachunten-Ziehens, als ob alles herausfallen würde; Besserung durch Pressen der Hände gegen den Damm. Krampfartige Gebärmutterschmerzen, die sich mit Einsetzen der Blutung bessern.
• Die Periode kommt zu spät. Das Blut ist zunächst hell und wäßrig-dünn, später dunkel und klumpig.

Zyklusunabhängige Beschwerden
• Weißer Ausfluß, der nach Fisch oder Käse riecht.
• Die Scheide fühlt sich geschwollen an.

Senecio aureus
• Sie sind nervös, gereizt und können sich auf nichts konzentrieren.
• Sie haben dumpfe Kopfschmerzen, vor allem in der linken Schläfe und über dem linken Auge.
• Sie müssen häufig niesen, der Mund ist trocken.

Senecio aureus = Goldenes Kreuzkraut (Senecio aureus)

Sie fühlt sich oft allein, die junge Frau vom Sepia-Typ, und hat Angst, verletzt zu werden.

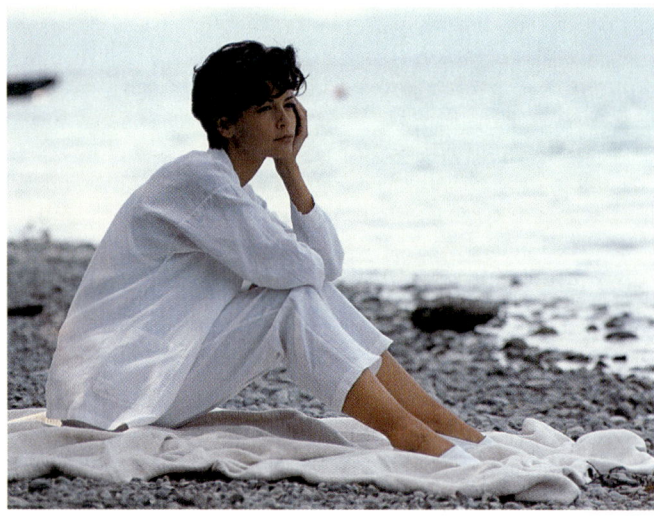

• Sie neigen zu Magenverstimmungen.
• Der Stuhlentleerung ist anstrengend.
• Sie haben einen ständigen Drang zum Wasserlassen; der Urin ist blutig und fühlt sich heiß an.

■ **Zum Arzt**

• Rheumatische Beschwerden mit Fieber.

Zyklusbeschwerden
• Vor der Periode Blasen-, Rachen- und Brustbeschwerden, die mit Einsetzen der Periode verschwinden.
• Die Periode kommt zu früh und ist zu stark.
• Die Periode bleibt aus, statt dessen weißer Ausfluß, Nasenbluten und/oder Rückenschmerzen.
• Verspätete erste Periode bei jungen Mädchen.

Sepia

Sepia = Tinte des Tintenfisches (Sepia officinalis)

Das junge Mädchen: Du brauchst eine tiefe Beziehung, hast aber große Angst vor seelischen Verletzungen. Wenn Du aus dem Gleichgewicht kommst, etwa weil Du Dich abgelehnt fühlst, kannst Du zum Bettnässer oder depressiv werden. Du hast zwar viele Freunde, fühlst Dich aber dennoch allein.
Die »Karrierefrau«: Sie sind ehrgeizig und arbeiten schwer, wobei Sie oft hart und bissig erscheinen, obwohl Sie im Grunde sehr empfindlich sind. Starke Sinnesreize bei der Arbeit, etwa tobende Kinder, stören Sie sehr. Sie sind ehrlich, stolz und besitzen ein aus-

geprägtes Gefühl für Gerechtigkeit. Sie sind sehr intelligent und scharfsinnig, so daß Sie Menschen und Situationen schnell durchschauen. Dadurch ist Ihnen auch bewußt, daß Sie innerlich erstarrt sind und sich nichts mehr bewegt, was Sie jedoch gut verstecken können. Deshalb suchen Sie immer wieder nach äußeren Stimulantien, die Sie in Bewegung bringen; wenn Sie tanzen, geht es Ihnen besser. Sie haben wenig Interesse am Muttersein. Nach der Geburt Ihres Kindes wollen Sie so schnell wie möglich ins Berufsleben zurück.

Die »müde Hausfrau«: Sie haben das Gefühl, als ob sich innerlich nichts mehr bewegt, so daß Sie gleichgültig und depressiv geworden sind – vor allem nach dem Geschlechtsverkehr bekommen Sie Depressionen. Auf Ihre Kinder reagieren Sie gereizt, zornig und aggressiv, während Ihr Mann Ihnen eher gleichgültig ist.

> **Ein wichtiges Mittel für Frauen**
> Sepia ist eines der wichtigsten Mittel für Frauen und zugleich ein »großes« Konstitutionsmittel (Seite 8). Frauen, die Sepia brauchen, können in drei »Typen« unterteilt werden; jedes Bild sieht etwas anders aus.

Das körperliche Erscheinungsbild
• Sie sind wahrscheinlich schlank, haben wenig »weibliche Kurven«, einen kleinen Busen und starke Körperbehaarung. Oder Ihre Körperform ist oben schmal und wird nach unten hin breit (birnenförmig).
• Sie haben lange, schlanke Finger, dunkle Haare und Pigmentflecken im Gesicht.
• Körperhaltung und Gewebe sind schlaff.
• Sie legen großen Wert auf elegante Kleidung, wobei Sie meistens dunkle Farben bevorzugen.
• Sie frieren häufig und haben oft kalte Füße.
• Sie schwitzen viel; der Schweiß riecht unangenehm.
• Sie leiden an Krampfadern und Hämorrhoiden.
• Sie haben häufig ein leeres Gefühl im Magen. Obwohl Sie ständig essen, werden Sie nicht satt. Oder Sie haben keinen Appetit und verlangen nach Saurem, um den Appetit anzuregen. Sie vertragen weder Milch und Fleisch noch Fett. Die Nahrung liegt längere Zeit im Magen und verursacht Übelkeit mit saurem, milchigem Erbrechen. Der Stuhl ist hart und kann nur schwer entleert werden.

Sepia ist vor allem ein »linksseitiges« Mittel.

• Sie haben Rückenschmerzen, die sich durch Druck bessern, und/oder Gelenk- und Muskelschmerzen.
• Sie haben Ekzeme an den Handflächen und/oder in den Gelenkbeugen.
• Alle Beschwerden verschlechtern sich durch stickige Luft, Kälte oder Gewitter; sie bessern sich durch Bewegung, vor allem draußen, oder Bettwärme.

Zyklusbeschwerden
• Vor der Periode reizbar und aggressiv oder traurig und depressiv; ausgeprägter »Putzfimmel«.
• Vor und während der Periode unreine Haut, Rückenschmerzen und Wassereinlagerung im Gewebe.
• Die Periode kommt zu spät und ist zu schwach oder sie kommt zu früh und ist zu stark; übelriechendes Blut. Bei schwacher Blutung stechende Kopfschmerzen vor und während der Periode.
• Während der Periode Bauchkrämpfe und Zahnschmerzen.
• Vor und während der Periode Senkungsbeschwerden ohne organischen Befund; Besserung durch Hinsetzen und Übereinanderschlagen der Beine, Verschlimmerung durch Geschlechtsverkehr.
• Nach einer Geburt Ausbleiben der Periode; Nasenbluten anstelle der Periode.
• Verspätete erste Periode bei jungen Mädchen.

Zyklusunabhängige Beschwerden
• Übelriechender milchiger, gelber oder grüner wundmachender, juckender Ausfluß; Gefühl, als ob die Scheide sehr heiß sei.
• Wunde Schamlippen; stechende, brennende Schmerzen in der Scheide (Aminkolpitis, Seite 92).

■ Zum Arzt!

• Senkungsbeschwerden; Besserung durch Kreuzen der Beine und Zusammenpressen der Oberschenkel.
• Herpes genitalis; geschwollene, rote Schamlippen.
• Trockene, juckende Scheide.
• Abneigung gegen Geschlechtsverkehr.
• Zwischenblutungen nach Geschlechtsverkehr.
• Schwere Depressionen nach Geschlechtsverkehr (auch aufgrund von Schwangerschaftsabbruch).
• Neigung zu Fehlgeburten vom dritten bis fünften Schwangerschaftsmonat.

- Myome (Seite 93), Gebärmutterpolyp (Seite 93).
- Unfruchtbarkeit.
- Neigung zu Eierstockentzündungen.

Silicea

Sie sind sehr empfindsam und intelligent, können frei über sich sprechen und schließen leicht Freundschaften. Sie gelten als intellektuell, ohne überkritisch zu sein, und sind offen für die Standpunkte anderer. Sie haben Ihre eigene Meinung, die Sie jedoch nicht immer vertreten, weil Sie sich nicht die Mühe machen wollen, sich mit anderen auseinanderzusetzen. Sie können sehr ernst und korrekt sein, sind etwas schreckhaft und meiden laute Geräusche und Menschen. Sie fühlen sich müde und energielos und beschränken sich deshalb auf das Wesentliche. Durch Ihren Mangel an Selbstvertrauen haben Sie Angst vor Mißerfolgen. Sie können sehr eigensinnig und zornig werden und ertragen keinen Widerspruch.

Das körperliche Erscheinungsbild
- Sie sind zartgliedrig, dünn und eher blaß.
- Sie haben trockenes, dünnes Haar.
- Sie haben ein schwaches Bindegewebe und schwache Muskeln. Die Glieder sind zittrig und schwach.
- Sie leiden häufig an Kopfschmerzen, vor allem bei Voll- oder Neumond.
- Sie sind wetterfühlig, frösteln leicht und neigen zu Erkältungen mit geschwollenen Lymphknoten.
- Hände und Füße sind häufig kalt.
- Sie haben entweder keinen Appetit oder übergroßen Hunger, Fleisch und warme Speisen lehnen Sie ab.
- Sie haben starken Mundgeruch.
- Sie haben übelriechenden Durchfall oder aber Verstopfung mit vergeblichem Stuhldrang, bei dem kleine Mengen dünnen Stuhls abgehen. Die Entleerung ist anstrengend, der Stuhl gleitet zurück.
- Hautjucken, Furunkel, Blasen oder Pusteln.
- Offene Wunde heilen nur langsam und eitern leicht.
- Ihre Nägel splittern häufig.
- Sie schwitzen viel.
- Sie haben das Gefühl, als ob die Fußsohlen brennen, und neigen zu übelriechendem Fußschweiß.

■ **Zum Arzt!**

Silicea = Kieselsäure

Wichtig!
Wenn Sie schon einmal an Tuberkulose erkrankt waren, dürfen Sie Silicea nie ohne ärztliche Aufsicht einnehmen, da die Krankheit sonst reaktiviert werden könnte.

Zyklusbeschwerden

- Die Periode kommt zu früh und ist zu stark; hellrotes, übelriechendes Blut; eisiges Kältegefühl, das sich periodisch über den Körper ausbreitet.
- Zwischenblutungen.
- Harte Brustknoten.

■ **Zum Arzt**

Zur Nachbehandlung

Silicea wird vom Arzt bei einem Bartholinschen Abszeß (Seite 92) oder einem Brustdrüsenabszeß zur Nachbehandlung eingesetzt: Neue Fisteln bilden sich nicht, vorhandene Fisteln trocknen aus.

Zyklusunabhängige Beschwerden

- Milchiger, übelriechender wundmachender Ausfluß beim Wasserlassen.
- Juckende, brennende, wunde Schamlippen (Ausschlag, Herpes genitalis).
- Scheiden- und Brustdrüsenabszeß; Vaginalzysten (Seite 93).

■ **Zum Arzt!**

Staphisagria = Stefanskörner (Delphinium staphisagria)

Staphisagria

Sie sind sehr feinfühlig, freundlich und oft um andere besorgt. Sie schließen leicht Freundschaften, wollen aber niemandem zur Last fallen und sind deshalb eher zurückhaltend, es sei denn, Ihr Gegenüber zeigt echtes Interesse. Sie sind leicht erregbar, und es tut Ihnen gut, wenn Sie Ihre Gefühle zeigen können. Allerdings neigen Sie dazu, Ihre Emotionen nach erfahrenem Unrecht und Demütigungen hinunterzuschlucken. Dieses Verhalten haben Sie als Überlebensstrategie schon in der Kindheit entwickelt und später gelernt, Ihre Passivität in der Weise zu kultivieren, nicht bitter oder nachtragend zu sein. Auch in einer Liebesbeziehung neigen Sie dazu, Ihre Gefühle oder einen Kummer zu unterdrücken und resigniert bei sich zu behalten. Diese Unterdrückung führt zu nervösen Beschwerden und zunehmender Gereiztheit, die sich in heftigen Wutausbrüchen Luft machen, bei denen Sie gewalttätig und zerstörerisch werden können. Oder Sie sind tief verärgert, haben nur wenig Selbstwertgefühl und sind voller Angst. Sie fühlen sich unfähig zu geistiger Arbeit, leiden an Gedächtnisschwäche und können nicht die richtigen Worte finden, um sich auszudrücken. Sie verhärten sich auf der geistigen Ebene und sind peinlich auf Ordnung bedacht.

Das körperliche Erscheinungsbild
• Sie neigen zu Zahnfleischbeschwerden und schlechten Zähnen sowie zu reichlichem Speichelfluß.
• Sie haben Blähungen und Durchfall oder aber Verstopfung. Sie neigen zu Blasenschwäche mit ständigem Druck auf die Blase und Abgang von wenig Urin.
• Sie haben das Gefühl, als ob sich die Blase nicht entleeren und ein Tropfen Urin ständig die Harnröhre entlang laufen würde. Während des Wasserlassens und danach spüren Sie ein schmerzhaftes Brennen in der Harnröhre. Eine Blasenreizung kann auch nach zu viel Geschlechtsverkehr auftreten, insbesondere nach langer Abstinenz.
• Sie haben häufig ein Gerstenkorn am Auge.
• Alle Beschwerden verschlimmern sich durch Ärger, Kummer, Empörung, Gewissensbisse, Selbstbefriedigung oder sexuelle Exzesse; sie bessern sich nach dem Frühstück, durch Wärme oder Nachtruhe, Gehen im Freien und durch Liegen.

Zyklusbeschwerden
• Ausbleiben der Periode (bis zu einem Jahr!) ohne organische Ursache.

Zyklusunabhängige Beschwerden
• Weißer Ausfluß.
• Jucken und Bläschenausschlag an Schamlippen und Scheide.
• Hüft- und Rückenschmerzen durch Senkung der Scheide; Gebärmuttervorfall (Prolaps, Seite 92).
• Frigidität.

■ **Zum Arzt**

Sulfur

Wenn Sie zum ersten Sulfur-Typ gehören, sind Sie wahrscheinlich Akademikerin. In viele unterschiedliche Themen vertieft – auf dem Schreibtisch, an den Wänden und auf dem Boden stapeln sich die Bücher –, neigen Sie dazu, sich zu verzetteln und alle möglichen Richtungen zu verfolgen. Obwohl Sie sich eigentlich vor Schmutz ekeln, nehmen Sie die Unordnung und den Staub um sich herum gar nicht wahr, weil die Lösung der Frage, die Sie gerade beschäftigt, das einzig Wichtige ist. Ebenso wichtig ist es für Sie, daß Sie die

Sulfur = Schwefel

erste sein werden, die die Lösung findet. Doch schließlich werden Sie müde und zerstreut; weil Sie sich überarbeitet haben, können Sie das gesteckte Ziel nicht zu Ende bringen. Auch mit den Alltagsdingen werden Sie nicht mehr fertig, ziehen sich in Ihre eigene Welt der Philosophie zurück und tun gar nichts mehr. Sie neigen dazu, alles besser zu wissen oder sich für etwas Besseres zu halten und kritisieren durch Ihre Übergenauigkeit gerne an anderen herum.

Wenn Sie zum zweiten Sulfur-Typ gehören, sind Sie voller Energie und stets die Beste in der Firma, was Sie auch immer wieder hören wollen. Aufgrund Ihres Ehrgeizes neigen Sie jedoch dazu, sich zu überarbeiten und dann zusammenzubrechen. Durch Ihre Belesenheit können Sie bei allem mitreden, doch in Ihrem Leben liegen Theorie und Praxis mitunter recht weit auseinander. Sie tun sehr viel für andere Menschen, was bis hin zur Aufopferung gehen kann, doch wenn Sie für Ihre Leistung nicht genügend Anerkennung bekommen, brechen Sie die Verbindung unter Umständen wieder ab. Sie sind gesellig, vital und haben einen starken sexuellen Trieb. Wie auch der erste Typus haben Sie Angst vor Infektionen, neigen zu Depressionen mit grundlosem Weinen, sind unruhig und hastig.

Das körperliche Erscheinungsbild

• Sie sind entweder dünn und groß mit hängenden Schultern und legen wenig Wert auf Ihre äußere Erscheinung, oder aber Sie sind etwas rundlich mit roten Lippen und eher dunklen Haaren.
• Sie haben unreine Haut mit Pickeln, die sich durch Waschen verstärken. Die Haut brennt und juckt.
• Die Haare sind trocken, struppig, ungepflegt.
• Alle Körperöffnungen neigen zu Entzündungen und sind gerötet.
• Um 11 Uhr vormittags überfällt Sie ein plötzlicher Heißhunger. Sie trinken viel und essen wenig, wobei Sie nach Süßigkeiten und fetten Speisen verlangen, die Ihnen aber schlecht bekommen.
• Sie neigen zu Sodbrennen. Sie leiden abwechselnd an Verstopfung und Durchfall. Der Durchfall treibt Sie in der Früh aus dem Bett.
• Alle Ausscheidungen sind übelriechend.

Sulfur-Typen
Wie bei Sepia gibt es auch bei Sulfur zwei verschiedene »Typen«.

Sulfur gehört zu den »großen« Konstitutionsmitteln (Seite 8)

• Sie trinken gern Alkohol, vor allem Whisky.
• An einem Ruhetag überfällt Sie oft ein plötzlicher Kopfschmerz, der auf dem Scheitel lokalisiert ist.
• Sie leiden öfter an Kreuzschmerzen, als ob Sie sich verrenkt hätten.
• Sie neigen zu Diabetes.
• Sie neigen zu Schlaflosigkeit.
• Alle Beschwerden verschlimmern sich durch Wärme, Nässe, Kälte, Stehen, Waschen oder Baden sowie bei einem Wetterwechsel; sie bessern sich durch trockenes Wetter, Sitzen oder durch Liegen auf der rechten Seite.

Zur Nachbehandlung
Sulfur wird vom Arzt oft zur Nachbehandlung bei einer mit Antibiotika behandelten Eierstockentzündung oder einer Gonnorrhoe-Infektion (Tripper, Seite 29) eingesetzt.

Zyklusbeschwerden
• Vor der Periode Kopf- und Rückenschmerzen.
• Die Periode kommt zu früh oder zu spät; sie ist zu stark oder zu schwach und dauert zu lange; das Blut ist dunkel, scharf, wundmachend und übelriechend.
• Rissige, brennende und schmerzende Brustwarzen.

Zyklusunabhängige Beschwerden
• Brennender, juckender wundmachender Ausfluß (Aminkolpitis, Seite 92).
• Bläschenausschlag mit geschwollenen Schamlippen, Jucken und Brennen an Schamlippen, Scheide, After.
• Übelriechender Genitalschweiß.

Thuja
Sie sind zurückhaltend, errichten gerne eine Mauer zwischen sich und anderen. Sie neigen dazu, Ihre Mitmenschen zu manipulieren, indem Sie die Wahrheit zurückhalten. Sie haben wenig Vertrauen in sich selbst und andere und bezweifeln, ob das, was Sie sagen, richtig ist. Sie sind vergeßlich und träge.

Thuja = Lebensbaum (Thuja occidentalis)

Das körperliche Erscheinungsbild
• Sie haben das Gefühl, als ob Ihre Beine zerbrechen und/oder als ob etwas Lebendiges im Bauch wäre.
• Sie neigen zu Infektionen und Hauterkrankungen.
• Sie sind häufig erkältet und frieren leicht.

• Sie schwitzen viel; der Schweiß riecht süßlich.
• Sie vertragen weder rohe Zwiebeln noch Scharfes.
• Während des Stuhlgangs beginnt die Nase zu laufen.
• Nach dem Frühstück haben Sie öfter Durchfall.
• Sie leiden an rheumatischen Beschwerden.
• Ihre Nägel sind brüchig.
• Alle Beschwerden verschlimmern sich durch Nässe und Kälte; sie bessern sich durch Wärme.

Zyklusbeschwerden
• Starkes Schwitzen vor der Periode. Sie kommt zu früh und ist zu schwach oder sie kommt zu spät und ist zu stark; Schmerzen im Bereich des linken Eierstocks.

Zyklusunabhängige Beschwerden
• Bläschenausschlag oder Herpes genitalis.
• Dicker gelbgrüner oder weißer juckender Ausfluß. Juckende, wunde und geschwollene Schamlippen.
• Condylome und Feigwarzen auf Schamlippen und Damm. Polypen am Muttermund, Myome (Seite 93).
• Schmerzen und Ziehen im linken Eierstock; immer wiederkehrende Eierstockentzündung.

■ Zum Arzt

Ustilago maydis

Ustilago maydis = Maispilz

• Sie sind niedergeschlagen und nervös.
• Sie haben Kopf- und Augenschmerzen mit Tränenfluß, die vor allem durch unregelmäßige Periodenblutungen (siehe unten) verstärkt werden.
• Sie haben ein Völlegefühl im Magen.
• Sie neigen zu starkem Schwitzen.
• Sie haben Herzklopfen und/oder der Puls geht unregelmäßig und schnell; danach fühlen Sie sich geschwächt. Auch die Muskeln sind schwach.
• Sie haben das Gefühl, als ob Ihnen kochendes Wasser den Rücken hinunterliefe.
• Sie neigen zu Muskelkrämpfen, vor allem in den Beinen.
• Die Haut ist trocken, juckt; masernähnlicher Ausschlag. Sie haben (starken) Haarausfall.

Zyklusbeschwerden
• Die Periode kommt zu früh oder zu spät und ist zu stark; hellrotes, teilweise klumpiges Blut.

• Brennende Schmerzen im Bereich der Eierstöcke.
• Nach einer Fehlgeburt wird die Periode noch stärker.

Zyklusunabhängige Beschwerden
• Zwischenblutungen bei Bewegung und nach Berührung des Muttermunds (auch nach Geschlechtsverkehr); Sickern von dunklem, fadenziehendem Blut.

■ **Zum Arzt**

Veratrum album
• Sie haben das Gefühl, ohnmächtig zu werden: Kalter Schweiß steht auf der Stirn, Sie sind blaß, der schwache Puls geht rasch. Vielleicht müssen Sie erbrechen, bekommen Durchfall und Krämpfe; dabei ist Ihnen sehr kalt und die Haut verfärbt sich blau.
• Sie haben Herzklopfen, verbunden mit Angstgefühl.
• Alle Schleimhäute sind trocken.
• Sie haben das Gefühl, einen Eiswürfel auf dem Scheitel zu haben.
• Die Nasenspitze ist eiskalt. Kaltes Gefühl auf der Zunge wie von Pfefferminze. Die Zähne scheinen mit Blei gefüllt zu sein.
• Sie haben Durst auf kaltes Wasser, das Sie sofort wieder erbrechen, sowie ein Kältegefühl im Magen.
• Im Sommer bei Hitze leiden Sie entweder an Durchfall oder an Verstopfung; die Entleerung ist mit Ausbrüchen von kaltem Schweiß verbunden.

Veratrum album = Weiße Nieswurz (Liliaceae)

Zyklusbeschwerden
• Vor der Periode vermehrtes Verlangen nach Geschlechtsverkehr. Hektische, wütende, traurige oder verzweifelte Stimmungslage; Weinen.
• Die Periode kommt zu früh (manchmal auch zu spät) und ist zu stark.
• Während der Periode große Erschöpfung sowie kolikartige Bauchschmerzen, verbunden mit großem Kältegefühl, Herzklopfen, kaltem Schweiß und Durchfall; Ohnmacht bei der leichtesten Anstrengung.

Das homöopathische Kollapsmittel
Veratrum album, das homöopathische Kollapsmittel, wird auch beim Anpassen einer Spirale eingesetzt, wenn dabei krampfartige Schmerzen auftreten und/oder es zu einer Ohnmacht kommt. Es hilft auch bei Angst vor einer Blutabnahme oder wenn es dabei zu einem Kollaps kommt.
Dosierung: Kurz vor dem Einsetzen der Spirale/der Blutabnahme: 5 Globuli Veratrum album D6; bei Krämpfen Wiederholung nach 5 Minuten.
Bei Ohnmacht: 5 Globuli Veratrum album D6 auf die Zunge geben.

Viburnum opulus

Viburnum opulus =
Gewöhnlicher Schneeball
(Viburnum opulus)

• Sie sind verwirrt, deprimiert und unfähig, sich zu konzentrieren.
• Eine Schwere über und in den Augen führt dazu, daß Sie zweimal hinschauen müssen, um deutlich sehen zu können.
• Sie haben Kopfschmerzen, die über dem linken Auge lokalisiert sind.
• Nachts macht Ihnen starke Übelkeit zu schaffen; sie verschlimmert sich durch Bewegung und wird besser durch Essen.

Zyklusbeschwerden

• Vor der Periode plötzlich auftretende heftige, krampfartig ziehende Bauchschmerzen, die beinahe unerträglich sind. Im Becken ein Drang nach unten, verbunden mit einem Druck im Steißbein und über dem Schambein. Ziehende Schmerzen in den Vorderseiten der Oberschenkel. Scharfe, stechende Schmerzen im Bereich der Eierstöcke, verbunden mit Unruhe und Nervosität. Die Rückenmuskeln fühlen sich wie zerschlagen an.

Auch in der Schwangerschaft
Viburnum opulus wird bei Krämpfen vor allem im Beckenbereich eingesetzt. Bei einer Schwangerschaft kann durch dieses Mittel eine Fehl- oder Frühgeburt verhindert werden.

• Die Periode kommt zu früh (oft bis zu zwei Wochen) oder zu spät. Das Blut ist hell und klumpig. Während der Periode alle ein bis zwei Stunden beim Wasserlassen Abgang von großen Mengen hellen Urins.
• Während der Periode wäßriger Durchfall.
• Nach der Periode weißer, wäßriger, scharfer, wundmachender Ausfluß; schmerzende, juckende Schamlippen.

Medorrhinum-Nosode

Medorrhinum = Nosode
des Tripperregers

Medorrhinum wird vom Arzt zum Ausleiten der Folgen einer unterdrückten Gonorrhoe (Tripper) eingesetzt, die bei Ihnen, aber auch schon bei Ihren Eltern oder Großeltern aufgetreten sein kann. Mögliche Hinweise auf dieses Mittel:
• Sie haben das Gefühl, als vergehe die Zeit zu langsam. Sie sind oft in Eile, kommen aber immer zu spät.

• Sie leiden an rheumati-
schen Beschwerden und
zittern häufig.
• Die Rückenmuskeln fühlen
sich wie zerschlagen an.
• Sie haben großen Durst, vor
allem auf warme Getränke.
• Starkes Verlangen nach Sal-
zigem und Süßem.
• Sie neigen zu Verstopfung
und haben Schwierigkeiten
bei der Stuhlentleerung, bei
der Sie sich zurücklehnen müssen.
• Sie sind Bettnässer und schlafen auf den Knien und/
oder auf den Ellenbogen.
• Sie leiden an Hautjucken.
• Sie haben Warzen und Hautwucherungen.

Nosode
Nosoden sind keine gewöhnlichen homöopathischen Arzneien, sondern tiefgreifende
Mittel, die nur einmal und auch nur unter Anleitung eines Homöopathen genommen werden dürfen (Seite 8). In sehr seltenen Fällen
kommt es vor, daß Medorrhinum als konstitu-
tionelles Mittel in sehr hoher Potenz eingesetzt wird (Seite 7); auch dies kann nur ein erfahrener Homöopath entscheiden.

Zyklusbeschwerden
• Die Periode kommt zu früh (oft bis zu zwei Wochen), ist zu stark und dauert zu lange. Das Blut
riecht übel, ist klumpig und dunkel.
• Während der Periode starke Bauchschmerzen. Die
Brüste fühlen sich kalt an, schmerzen und sind druck-
empfindlich.

Zyklusunabhängige Beschwerden
• Juckende, schmerzende Schamlippen.
• Weißlicher, wäßriger, scharfer, wundmachender Aus-
fluß, der nach Fischlake riecht.
• Condylome oder Feigwarzen (Seite 92) auf den
Schamlippen.

■ **Zum Arzt**

• Schmerzen im oder am Muttermund während des
Geschlechtsverkehrs oder bei der frauenärztlichen Untersuchung.
• Schmerzen in den Eierstöcken, vor allem links, die
zum anderen Eierstock ausstrahlen.

■ **Zum Arzt**

• In Abständen wiederkehrende Eierstockentzündung.
• Unfruchtbarkeit.

Kleines Lexikon der Fachbegriffe

Ich habe alle Fachbegriffe erläutert, die ich bei den Beschwerde- beziehungsweise bei den Mittelbildern erwähnt, aber nicht ausführlich dargestellt habe.

Aminkolpitis
Scheidenentzündung, verursacht durch eine Mischinfektion mit Bakterien (wie Gardnerella). Äußert sich durch grün-grauen, dünnflüssigen Ausfluß, der nach Fischlake riecht; kann Brennen und Jucken der Schamlippen verursachen. Bessert sich der Ausfluß trotz Selbstbehandlung nach drei Tagen nicht: zum Arzt; eventuell Partnerbehandlung.

Analfissur
Sehr schmerzhafter Riß im After, blutet beim Stuhlgang hellrot: Zum Arzt (Blut im Stuhl kann auch bei Hämorrhoiden oder Darmkrebs auftreten).

Bartholinsche Drüsen
Beiderseits am Eingang der Scheide (am hinteren Teil der Schamlippen) gelegene Drüsen, schwellen bei sexueller Erregung an, sondern ein Sekret ab.

Bartholinsche Zyste/ Bartholinscher Abszeß
Anschwellen des Drüsengangs der Bartholinschen Drüsen durch die Bildung von Flüssigkeit. Die Zyste ist meist schmerzlos, kann beim Sitzen oder beim Geschlechtsverkehr stören. Entzündet sie sich (es bildet sich Eiter, sie wird heiß und rot, die Stelle schmerzt), entsteht ein Bartholinscher Abszeß. Der Frauenarzt öffnet ihn meist operativ, damit der Eiter abfließen kann. Eine homöopathische Behandlung durch den Arzt ist auch möglich.

Candida albicans
Ein Hefepilz, breitet sich über die Schleimhäute überall im Körper aus. Über die Darmschleimhaut gelangt er oft in die Scheide, verursacht dort Juckreiz, Brennen und einen weißlich-gelben, säuerlich riechenden Ausfluß, der wie Frischkäse aussieht. Häufig bleibt der Pilzbefall aber auch unbemerkt. Eine Candida-Infektion spricht meist sehr gut auf homöopathische Mittel an. Haben sich die Beschwer-den trotz Selbstbehandlung nach einer Woche nicht deutlich gebessert: zum Arzt!

Endometriose
»Versprengte« Gebärmutterschleimhaut, nistet sich außerhalb der Gebärmutter an Bauchfell, Darm, Blase oder Eierstöcken ein, wird dort weiterhin hormonell beeinflußt (Seite 13). So kommt es bei der Periode zu Blutungen nach innen, und es bildet sich eine mit Blut gefüllte Zyste. Eine Endometriose verursacht entweder keine Symptome oder starke Periodenschmerzen. Ungewollte Kinderlosigkeit ist eine weitere mögliche Folge. Bei Verdacht auf Endometriose: sofort zum Arzt. Homöopathische Behandlung durch den Homöopathen unter ständiger frauenärztlicher Kontrolle ist möglich.

Endometritis
Entzündung der Gebärmutterschleimhaut. Kommt relativ selten vor, wird meist durch die Spirale verursacht. Äußert sich durch Gebärmutterschmerzen, erhöhte Temperatur, gelb-grünen oder eitrig-blutigen Ausfluß und Zwischenblutungen. Bei Verdacht auf Endometritis: sofort zum Arzt! Die Spirale muß noch vor Behandlungsbeginn entfernt werden.

Feigwarzen/Condylome
Schmerzlose kleine Warzen an den Schamlippen, in der Scheide oder am After, verursacht durch das äußerst ansteckende HPV (= Humanes Papillom Virus);in der Scheide bleiben sie häufig unentdeckt. Bei Verdacht auf Feigwarzen/Condylome (Juckreiz und Ausfluß): sofort zum Arzt, da sich aus den Warzen Muttermund- und/oder Schamlippenkrebs entwickeln kann.

Gebärmutter- und Scheidensenkung (Deszensus), Gebärmuttervorfall (Prolaps)
Bei schwachem Bindegewebe und/oder durch das »Ausleiern« der Bänder, mit denen die Gebärmutter im Bauchraum gehalten wird,

können sich Scheide und Gebärmutter nach unten senken. Tritt auf nach mehreren Geburten oder durch die nachlassende Hormontätigkeit (Seite 13) mit Beginn der Wechseljahre. Die Scheidenwände mit Blase und Enddarm sowie der Muttermund sind in der Scheidenöffnung tast- und sichtbar, es kommt häufig zu Störungen bei der Entleerung von Blase und Darm. Sehr selten ist der Proplaps: die gesamte Gebärmutter fällt buchstäblich heraus. Bei einer Senkung kann der Harnleiter abknicken, Nierenbeschwerden, sind die Folge, so daß häufig ein operativer Eingriff nötig ist. In leichten Fällen hilft ein Training der Beckenbodenmuskeln. Mitunter kann auch das Gefühl entstehen, als ob sich die Gebärmutter gesenkt hätte, ohne daß der Arzt eine organische Ursache feststellen kann. Hier helfen die homöopathischen Mittel sehr gut.

Mastopathie
Gutartige Veränderung des Brustdrüsengewebes, meist bedingt durch ein hormonelles Ungleichgewicht (zuviel Östrogen, Seite 13); betrifft fast 40 Prozent aller Frauen: fühlbare Knoten in der Brust, die sich im Verlauf des Zyklus zunächst vergrößern, um dann wieder kleiner zu werden, verursacht meist keine Beschwerden; manchmal kommt es aber zu Schmerzen an den Knoten (vor allem vor der Periode). Bei tastbaren Knoten in der Brust: sofort zum Arzt, Ultraschalluntersuchung oder Mammographie.

Myom
Hormonell bedingte gutartige Geschwulst im Gebärmuttermuskel, kann sehr groß werden, je nach Größe entweder keine Beschwerden oder Zwischenblutungen, Harnstau und ein unangenehmes Druckgefühl im Unterbauch. Ein Myom kann entarten (bösartig werden): zum Arzt zur ständigen (Ultraschall-)Kontrolle. Nach den Wechseljahren (die Hormontätigkeit läßt nach) schrumpft das Myom, um schließlich zu verschwinden.

Zervixpolyp
Gutartige Gewebewucherung am Muttermund (Zervix), dem Eingang der Gebärmutter, verursacht häufig Zwischenblutungen (auch nach dem Geschlechtsverkehr). In den meisten Fällen wird eine operative Entfernung empfohlen. Eine homöopathische Behandlung durch den Arzt kann erfolgreich sein (der Polyp wird dadurch abgestoßen).

Zyste
Mit Flüssigkeit gefüllter Hohlraum in der Scheide (Vaginalzyste) oder am Eierstock (Eierstockzyste), entstanden durch ein hormonelles Ungleichgewicht. Zwischenblutungen und Schmerzen können auftreten, die Periode kann unregelmäßig werden oder ausbleiben. Die meisten Zysten sind gutartig, müssen jedoch unbedingt vom Frauenarzt in regelmäßigen Abständen von sechs bis acht Wochen kontrolliert werden, um eine mögliche bösartige Veränderung – vor allem bei Frauen nach den Wechseljahren – rechtzeitig zu erkennen. Zysten mit einem Durchmesser von mehr als fünf Zentimetern werden meist durch eine einfache Operation entfernt, da sie durch ihr Gewicht so schwer auf dem Eierstock lasten, daß er nicht mehr ausreichend mit Blut versorgt wird und in der Folge absterben würde. Sowohl bei chronischen als auch bei akuten Zysten ist eine konstitutionelle Behandlung (Seite 8) durch einen erfahrenen Homöopathen angezeigt. Allerdings muß vorher in jedem Fall sichergestellt sein, daß die Zyste gutartig ist.

Adressen, die weiterhelfen
Bei folgenden Adressen bekommen Sie Auskunft über homöopathisch ausgerichtete Frauenärzte/-ärztinnen beziehungsweise über Homöopathen in Ihrer Nähe:

- Deutsche Gesellschaft für klassische Homöopathie (DGKH), Grundvigtstraße 39, 33330 Gütersloh
- Deutscher Zentralverein Homöopathischer Ärzte c/o Dr. Heinrich Kuhn, Alte Steige 3, 72213 Altensteig
- Homöopathie-Forum; Organisation klassisch homöopathisch arbeitender Heilpraktiker e.V., Grubmühler Feldstraße 14a, 82131 Gauting bei München

- Ärztetag für Medizin ohne Nebenwirkung, Feinhalsstraße 8, 81247 München
- Hufeland Gesellschaft für Gesamtmedizin e.V., Friedenstraße 98, 75173 Pforzheim

Speziell für junge Mädchen:
- »Durchblick«, 85762 Oberschleißheim (Telefonische Beratung zu allen Fragen der Sexualität und Verhütung; nach Wunsch auch anonym.)

Österreich
- Ärztegesellschaft für Klassische Homöopathie, Dr. Dietmar Payrhuber, Griesgasse 2, A-5020 Salzburg

Schweiz
- Homöopathischer Ärzteverein, Termer Weg 21, CH 3900 Brig-Glis
- Verband Klassischer Homöopathen, Postfach 625, CH 8030 Zürich

Bücher, die weiterhelfen

- Dethlefsen, Thorwald/Dahlke, Rüdiger: Krankheit als Weg; Goldmann Verlag, München
- Northrup, Christiane: Frauenkörper, Frauenweisheit; Zabert Sandmann Verlag, München
- Ruedt von Collenberg, Irmhilt: Natürlich durch die Wechseljahre; Gräfe und Unzer Verlag, München
- Schneider, Dr. med. Avril: Sanfte Medizin für Frauen; Gräfe und Unzer Verlag, München
- Schneider, Sylvia: Das neue Frauenlexikon; Beltz Verlag, Weinheim
- Stein, Diane: Heilerinnen; Heyne Verlag, München
- Stumpf, Werner: Der große GU Ratgeber Homöopathie; Gräfe und Unzer Verlag, München

Sachregister

Abszesse 59
Ähnlichkeits-Prinzip 5
Akne 31, 48, 69
Allergien 46
Amenorrhoe 20
Aminkolpitis 44, 82, 87
Anorexie 70
Antibiotika 27, 29, 87
Arzneimittelbild 6
Asthma 46, 68
Ausfluß 27, 28, 37, 40, 41, 43, 45, 47-54, 56-63, 66, 67, 70, 72, 74-76, 78-80, 82, 84, 85, 87, 88, 90, 91
Ausleitung 29
Ausschlag 25, 39, 47, 62, 77, 84, 85, 87, 88

Bakterien 28, 29
Bartholinsche Drüsen 28, 78, 84
Bauchschmerzen 30, 37, 48, 49, 50, 53, 55, 62, 68, 70, 72, 82, 89, 90, 91
Blasenschmerzen 31, 57, 80
Blutungsstörungen 33, 34, 35, 56, 63, 65, 74, 78
Brustbeschwerden 17, 31, 32, 51, 58, 80, 91
Brustdrüsenabszeß 18, 84
Brustknoten 84
Brustwarzenprobleme 87

Candida 26, 28, 29
Condylome 26, 44, 74, 88, 91
Depressionen 47, 53, 54, 66, 67, 69, 70, 81, 82
Doppelbelastung 17
Dosierungsvorschriften 10
Drogen 70
Durchfall 45, 46, 47, 48, 53, 57, 76, 89, 90
Dysmenorrhoe 22, 23, 24, 38

Eierstockentzündung 83, 87, 88, 91
Eierstockzysten 58, 65
Eileiterentzündung 29
Eisprung 13, 14
Ekzeme 49, 68
Endometriose 23, 58
Endometritis 20
Erbrechen 31, 72
Erstverschlimmerung 11
Eßstörung 70

Fehlgeburt 78, 82, 89, 90
Feigwarzen 26, 44, 78, 88, 91
Fieber 44
Follikel 13
Frigidität 52, 85

Gebärmuttersenkung 51, 61,
   66, 70
Gebärmuttervorfall 85
Gelbkörperhormon
Genitalschweiß 87
Geschlechtskrankheiten 26, 29
Geschwüre 48
Gicht 78
Globuli 7
Gonorrhoe 87, 90

Hahnemann Samuel 5
Hautrisse 43
Hautwucherungen 91
Herpes 25, 26, 39, 44, 47, 48,
   69, 70, 77, 82, 84, 88
Hirnanhangsdrüse 13, 15
Höllenstein 45
Hormone 15, 16, 17
Hörstörungen 62
Hyperplasie 20

Immunsystem 6

Juckreiz 26, 39, 44, 50, 56, 58,
   61, 62, 63, 66, 67, 70, 75,
   77, 78, 82, 84, 85, 87, 88

Knotenbildung 18
Kolik 53, 55, 67, 89
Kollaps 89
Kondom 27
Konstitutionsmittel 8
Kopfschmerzen 30, 35, 37, 38,
   44, 47, 50, 55, 65, 70, 71,
   78, 82, 87
Krampfadern 67
Krämpfe 56, 58, 60, 65, 68,
   70, 75, 79, 89, 90

Lues 29
Lymphknoten 77

Magenschmerzen 50, 68
Mammographie 17
Mastopathie 18
Menarche 37
Migräne 30, 35, 38, 55, 70
Milchfluß 32, 49, 63, 77
Milchsäurebakterien
Milchzucker 7
Myom 48, 51, 57, 58, 74, 75,
   83, 88

Nasenbluten 31, 36, 50, 57,
   65, 68, 73, 74, 76, 80, 82
Neurodermitis 26
Nosoden 8, 91
Nymphomanie 67

Ohnmacht 37, 72, 89
Oligomenorrhoe 19
Östrogen 13

Parasiten 26
Periode 14
Periodenstörungen 18, 33,
   34, 36, 37
Pille 28, 37
Pilze 26, 28, 29
PMS 15
Polymenorrhoe 19
Polypen 88
Potenzen 7, 8
Potenzierung 7
Prämenstruelles Syndrom
   15, 17
Progesteron 13, 23
Prolaps 85
Prostaglandine 23
Pubertät 54

Rachenschmerzen 31, 80
Rheuma 78
Rückenschmerzen 31, 37, 38,
   50, 62, 67, 76, 77, 80, 82,
   85, 87

Scheidenabszeß 84
Scheidenentzündung 29
Scheidenkrampf 30, 37, 58,
   68, 75

Scheidensenkung 85
Schmierblutung 19
Schuppenflechte 26, 48
Schwangerschaft 14, 54
Schweißausbrüche 34, 35, 89
Schwitzen 31, 88
Seife 26
Selbstbefragung 10
Selbstbefriedigung 70
Selbstbehandlung 9
Sexualität 71
Sexuelle Störungen 65, 66
Simile-Prinzip 5
Slipeinlagen 27
Spirale 24, 28, 89
Sterilität 29, 48, 51, 74
Stimmungsveränderung
   30, 74, 76, 89
Streß 16
Suchtmittel 70
Symptome 9
Symptomensammlung 9, 10
Syphilis 29

Tampons 27
Tripper 29, 87, 90

Unfruchtbarkeit 29, 48, 51,
   74, 83, 91
Ursubstanz 7

Vaginalduschen 27
Vaginalzyste 84
Vaginismus 58, 75
Verschlimmerung 11
Verstopfung 57, 58

Warzen 43, 91
Waschen 26
Wassereinlagerung 31, 43, 44,
   47, 50, 67, 72, 74, 82
Wechseljahre 54

Zahnschmerzen 82
Zwischenblutungen 19, 20,
   36, 45, 53, 58, 67, 74, 75,
   82, 84, 89
Zyklus 13, 15

Wichtiger Hinweis
In diesem GU Ratgeber sind Frauenbeschwerden und deren Therapie mit homöopathischen Mitteln dargestellt; einige der vorgestellten Maßnahmen weichen von der gängigen medizinischen Lehrmeinung ab. Zur Behandlung muß stets ein Arzt oder ein mit Frauenbeschwerden erfahrener Heilpraktiker hinzugezogen werden. Zusätzliche Maßnahmen, die eine Therapie unterstützen oder Erkrankungen vorbeugen, müssen immer mit dem Therapeuten abgesprochen werden. Sorgfältig zu beachten sind die Hinweise im Text, die auf die Notwendigkeit ärztlicher Untersuchung und Behandlung aufmerksam machen.

© 1998 Gräfe und Unzer Verlag GmbH, München
Alle Rechte vorbehalten. Nachdruck, auch auszugsweise, sowie Verbreitung durch Film, Funk und Fernsehen, durch fotomechanische Wiedergabe, Tonträger und Datenverarbeitungssysteme jeglicher Art nur mit schriftlicher Genehmigung des Verlages.

Redaktion:
Doris Schimmelpfennig-Funke

Lektorat:
Christine Pfützner

Bildredaktion:
Christine Majcen-Kohl

Grafiken:
Detlef Seidensticker

Produktion:
Susanne Mühldorfer

Layout und Umschlaggestaltung:
Heinz Kraxenberger

Satz: Kraxenberger Kommunikations-Haus GmbH

Repros: Fotolito Longo

Druck und Bindung:
Druckerei Auer

Printed in Germany

ISBN 3-7742-3727-1

Auflage 4. 3. 2. 1.
Jahr 01 2000 99 98

Bildnachweis:
Bavaria/Masterfile: U2/Seite 1/
TCL: Seite 2, 6, 45 /
Stock Image: Seite 73;
Bilderpur/P. Arnold: Seite 25 /
Kage: Seite 20;
DHU: Seite 5;
Deutsches Apotheken Museum: Seite 7;
Hermann Eisenbeiss: Seite 2, 64, 76;
Gruner und Jahr/ Bokelberg: Seite 12;
Image bank/ P. Curto: U1
David Delossy: Seite 68/
Steve Niedorf: Seite 44;
Manfred Jahreiß: Seite 4;
Hans E. Laux: Seite 52, 57, 77;
Mike Masoni: Seite 65;
Michael Nischke: Seite 69;
Hans Reinhard: Seite 49;
Thomas von Salomon: Seite 53;
Reiner Schmitz: Seite 42;
Christophe Schneider: Seite 3, 80;
Tony Stone/ James Darell: Seite 21/
Claudia Guillaumin: Seite 13/
Ken Scott: Seite 48;
Isabella Valdivieso: Seite 17, 24.